薬をもっと使いこなすための

添付文書
の読み方
活かし方

野村 香織 Kaori Nomura

じほう

はじめに

　本書は2015年4月号から2016年10月号にかけて『月刊薬事』に連載していた「深読み添付文書」を再編したものです。この連載は，折しも，医療用医薬品の添付文書の体裁を20年ぶりに見直す作業が開始されている時期でした。医療用医薬品の添付文書の記載要領の改正については2017年6月に厚生労働省が通知を発出しており，2019年4月の施行に向けて関係者が準備しているところかと思います。

　私と添付文書との仕事での出会いは，いまの添付文書がすでに定着していた2001年（平成13年）でした。仕事においても薬剤師としても素人目線で添付文書に出会い，「添付文書のこの記載はどうしてこうなのだろう」という疑問を感じることもしばしばでした。添付文書の記載の背景には，根拠となる行政通知があったり，業界での申し合わせがあったり，製薬企業の事情があったりします。そうしたことを学んだ厚生労働省医薬食品局安全対策課（当時）での経験がきっかけとなり，現在まで，国内外の市販後の安全性評価についてライフワークのように取り組むことになりました。また，本書では添付文書の記載から派生して，承認審査や医療安全，診療報酬など多岐にわたるコラムを執筆しています。

　私は，保健所勤務時に疫学ソフト（米国CDCのEpi Info™）に初めて触れ，また，病に苦しむ患者さんとも会ったことが，その後に医薬品安全性業務を考える礎になっていると感じています。医薬品の安全性に関しては，特に添付文書に記載されている副作用は（あるいは記載されていない有害事象であっても），投与後に患者さんに起きた現象だからという理由のみを以て，ある薬が原因である・原因ではないと判断する根拠にはなりません。本書で紹介したようなスコアリング方法もありますが，数式のように正解があるわけでもないでしょう。副作用に関する新たな知見を得ようとして統計学的手法やITを活用した薬剤疫学の研究が近年盛んですが，実臨床では1人1人の患者，1つ1つの事象に対してさまざまな視点から検討することに，医師や薬剤師の一医療者としての責務があると思います。

　最後に，私自身は医療職ではありませんが，薬事行政で産官学の皆さまから学んだことやいまも学んでいることを，本書を通じて皆さまと共有できれば幸いです。

謝辞

　行政職としてさまざまな経験と勉強の機会を与えてくださり地方から中央へ快く送り出してくださった広島県庁の先輩方，帰広の度に話し相手をしてくれる同期達，土井脩元審議官をはじめとして医薬品安全業務でご指導くださいました厚生労働省，医薬品医療機器総合機構（PMDA）および製薬企業のOBならびに関係の皆さま，本書出版にあたり応援してくださった日本医師会 横倉義武会長に心より感謝申し上げます。また，出版に携わっていただいたじほうの皆さま，特に「深読み添付文書」の連載から本書の出版まで伴走していただいた吉岡陽一さまに厚くお礼申し上げます。

2018年（平成30年）6月

野村香織

目　次

添付文書に記載される項目　　　　　　　　　　　　　　　　　　x

医薬品の承認審査①〜③　　　　　　　　　　　　　　　　　　xii

第1章　添付文書の概要
添付文書ができるまで　　　　　　　　　　　　　　　　2

医療用医薬品の添付文書の記載　　　　　　　　　　　　　　2

医薬品の承認申請と添付文書作成の過程　　　　　　　　　　6

第2章　日付・番号・管理情報
その添付文書は最新ですか？　　　　　　　　　　　　10

さまざまな日付情報　　　　　　　　　　　　　　　　　　10

医薬品に関する識別番号　　　　　　　　　　　　　　　　15

医薬品の管理上の注意　　　　　　　　　　　　　　　　　17

第3章　医薬品の名称
取り違えを防ぐために　　　　　　　　　　　　　　　22

医療事故防止の医療現場での取組み　　　　　　　　　　　22

医薬品の命名　　　　　　　　　　　　　　　　　　　　　24

医療安全とITの活用　　　　　　　　　　　　　　　　　28

第4章　警告・禁忌
大事なことは冒頭に　　　　　　　　　　　　　　　　30

警　告　　　　　　　　　　　　　　　　　　　　　　　　30

禁忌・原則禁忌　　　　　　　　　　　　　　　　　　　　36

特定生物由来製品における記載　　　　　　　　　　　　　38

第5章　組成・性状
医薬品は有効成分と添加物でできている　　　　　　40

医薬品を構成する成分　　　　　　　　　　　　　　　　　40

医薬品の見た目　　　　　　　　　　　　　　　　　　　　46

第6章　効能・効果
企業の開発戦略も踏まえて　　　　　　　　　　　　50

効能・効果の設定　　　　　　　　　　　　　　　　　　　50

承認取得・適応追加に向けた支援　　　　　　　　　　　　55

薬事承認と保険診療の適応範囲　　　　　　　　　　　　　59

目　次

第7章 用法・用量
医薬品のベネフィット最大化を目指して設定　　62

用法・用量の記載　　62
用法・用量を検討する臨床試験　　65
ヒト初回投与（FIH）試験とマイクロドーズ試験　　67
ブリッジング試験と国際共同治験　　68

第8章 慎重投与・重要な基本的注意
投薬後の有害事象を未然に防ぐ　　72

慎重投与の記載　　72
重要な基本的注意の記載　　74
高齢者の安全な薬物治療　　76
妊婦・産婦・授乳婦の安全な薬物治療　　78
小児の安全な薬物治療　　78
特定生物由来製品　　79

第9章 相互作用
薬物動態や薬理の知識を活かして　　82

相互作用の記載方法　　82
開発段階での相互作用の検討　　83
薬物相互作用ガイドラインの特徴　　84
添付文書以外の参照情報　　87

第10章 副作用①
記載の特徴と安全性情報の活用　　90

副作用の記載方法　　90
副作用情報の改訂のプロセス　　92
市販直後調査　　95
医薬品リスク管理計画（RMP）とは　　96

第11章 副作用②
因果関係はどのように評価される？　　102

添付文書に記載されている副作用と因果関係　　102
因果関係の評価方法　　104
医薬品安全性シグナルと因果関係　　107

第12章 高齢者への投与
加齢に伴う機能変化と適正使用　　112

「高齢者への投与」の記載　　112
高齢者に使用される医薬品の臨床評価　　113

高齢者への投薬に注意が必要な医薬品リスト　116

第13章 妊婦，産婦，授乳婦等への投与　122
添付文書の限界，治験の限界を知る

「妊婦，産婦，授乳婦等への投与」の記載　122
妊婦・授乳婦に使用される医薬品の臨床評価　125
妊婦・授乳婦と薬に関する情報の収集と提供　127
妊娠週数と服薬のリスク　128

第14章 小児等への投与　132
投与量の設定からワクチンの問題まで

「小児等への投与」の記載　132
国内の小児用医薬品の開発　135
ワクチンの添付文書と相互作用　136

第15章 その他の「使用上の注意」　140
臨床検査，過量投与，適用上の注意など

その他の「使用上の注意」の記載　140
過量投与で気をつけたい腎機能　145
「その他の注意」はどの程度の注意なのか　147

第16章 薬物動態　150
医薬品の適正使用に欠かせないデータ

薬物動態の記載　150
後発医薬品の薬物動態に関する情報提供　154

第17章 臨床成績　160
治験と実臨床のギャップを考える

添付文書での臨床成績の記載　160
臨床研究・臨床試験・治験　163
臨床成績のデータ提示　165

第18章 薬効薬理　170
薬理作用と作用機序はどう違う？

添付文書での薬効薬理の記載　170
薬理作用と作用機序　171
薬理学の範囲の広さとこれからの発展　175

第19章 その他の重要な情報　178
添付文書は最後まで目を通しましょう

有効成分に関する理化学的知見　178

目　次

取扱い上の注意	179
承認条件	183
包　装	184
主要文献及び文献請求先	184
投薬期間制限医薬品に関する情報	186
製造販売業者の氏名または名称および住所	186
保険給付上の注意	187

第20章　新しい添付文書の特徴
現在の記載からこう変わる　　　　　　190

「原則禁忌」の廃止	190
「特定の背景を有する患者に関する注意」の新設と「高齢者への投与」などの廃止	192
項目番号の設定	192
その他	192
おわりに――添付文書のあり方	194

本書の引用文献	196
薬学教育モデル・コアカリキュラムと本書の対応表	207
索　引	211
著者プロフィール	217

コラム一覧

薬事法と薬機法	2
薬機法における添付文書の位置づけ	4
添付文書の電子化	8
添付文書右上の赤帯	10
WHO ATCコード	19
薬価が決まるまで	20
再評価制度	21
包装単位と新バーコード	27
医療用医薬品の流通の改善に関する懇談会（流改懇）	29
米国の製品情報・開発情報	38

食品の添加物	45
製剤の工夫	47
審査報告書	47
先進医療	60
グローバルマーケットと日本の製薬企業	70
医療安全	80
生理学的薬物速度論（PBPK）モデル	86
相互作用による市販後の撤退	88
医薬品・医療機器等安全性情報	98
製薬企業が市販後に行う調査および臨床試験	99
重篤副作用疾患別対応マニュアル	110
医薬品副作用被害救済制度	111
Beers criteria（米国）	118
STOPP/START（欧州）	119
高齢者医薬品適正使用検討会	119
米国における妊婦・産婦・授乳婦に関する記載	129
妊娠と薬情報センター，その他の参考資料	130
添付文書記載要領の見直し	138
小児医療情報収集システム	139
日本の医薬品リスク管理計画（RMP）	147
欧州のRisk Management Plan（EU RMP）	148
後発医薬品の使用促進	158
ブリッジング試験	159
国際共同治験（Global study）	165
優越性試験・同等性試験・非劣性試験	168
コンパニオン診断薬	177
薬事と保険の留意事項	188
医療保険が適用される医薬品（薬価基準）	189
PMDAメディナビ	195

添付文書に記載される項目

※2015年●●月改訂（第2版） **❶**
2014年△△月作成

❸
特定生物由来製品
処方箋医薬品：注意－医師等の処方箋により
使用すること

貯法：室温保存 **❷**
（開封後は湿気を避けて保存すること。）
使用期間：3年
使用期限：外箱に表示

■■■剤 **❹**

❺
日本薬局方 ジホウ塩酸塩錠

ジホウ®錠5
ジホウ®錠10

Jiho ® Tablets 5・10

❷

	日本標準商品分類番号
	87・・・, 87・・・

	5mg	10mg
承認番号	22・・・	22・・・
薬価収載	・・・年・月	・・・年・月
販売開始	・・・年・月	・・・年・月
再審査結果	・・・年・月	
効能追加	・・・年・月	
国際誕生	・・・年・月	

＊・・・・・・・・・・・・・・・・・・・・・・・・・・・・・・・・・・・・・必要最小限の使用にとどめること。

＊特定生物由来製品にかかる感染症伝播のリスクに関する事項（2003年に追加）

【警告】 **❻**
(1) ・・・・・・・しないこと。
(2) ・・・・・・・すること。

【禁忌（次の患者には投与しないこと）】 **❼**
(1) ・・・のある患者
(2) ・・・のある患者〔「妊婦，産婦，授乳婦等への投与」の項参照〕

【原則禁忌（次の患者には投与しないことを原則とするが，特に必要とする場合には慎重に投与すること）】 **❼**
(1) ・・・・・のある患者
(2) ・・・・・のある患者

【組成・性状】 **❽**

販売名	ジホウ®錠5	ジホウ®錠10
色・剤形	白色・円形・裸錠	
有効成分の名称	・・・・・・	
含量（1錠中xとして）	5mg	10mg
添加物	▲▲▲▲▲▲, ××××	

【効能・効果】 **❾**
・・・・・症

〈効能・効果に関連する使用上の注意〉

【用法・用量】 **❿**
・・・・・・・を投与する。

〈用法・用量に関連する使用上の注意〉

【使用上の注意】
1．慎重投与（次の患者には慎重に投与すること）
(1) ・・・・・のある患者 **⓫**
(2) ・・・・・の患者

2．重要な基本的注意 **⓬**
(1) ・・・・・を行うこと。
(2) ・・・・・を確認すること。

3．相互作用 **⓭**
〔併用禁忌〕（併用しないこと）

薬剤名等	臨床症状・措置方法	機序・危険因子
・・カリウム	・・のおそれがある。	・・と考えられる。

〔併用注意〕（併用に注意すること）

薬剤名等	臨床症状・措置方法	機序・危険因子
・・水和物	・・のおそれがある。	・・と考えられる。

第2章（p.10）❶作成又は改訂年月
　　　　　　❷各種日付・番号・管理情報
　　　　　　❸規制区分
第3章（p.22）❹薬効分類名　❺名称
第4章（p.30）❻警告　❼禁忌
第5章（p.40）❽組成・性状
第6章（p.50）❾効能又は効果

第7章（p.62）❿用法及び用量
第8章（p.72）⓫慎重投与　⓬重要な基本的注意
第9章（p.82）⓭相互作用
第10章（p.90）⓮副作用
第11章（p.102）⓮副作用
第12章（p.112）⓯高齢者への投与
第13章（p.122）⓰妊婦，産婦，授乳婦等への投与

4. 副作用 ⓮
・・・・・のような副作用が認められている。
(1) 重大な副作用
　次のような副作用があらわれることがあるので、症状があらわれた場合には投与を中止すること。
　1) ショック，アナフィラキシー（0.1％未満）
　2) 肝機能障害（頻度不明）
(2) その他の副作用

	頻度不明	0.1〜5％未満	0.1％未満
過敏症	・・過敏症		・・過敏症
血液		貧血	

5. 高齢者への投与 ⓯
6. 妊婦，産婦，授乳婦等への投与 ⓰
7. 小児等への投与 ⓱
8. 臨床検査結果に及ぼす影響 ⓲
9. 過量投与 ⓳
10. 適用上の注意 ⓴
11. その他の注意 ㉑

【薬物動態】 ㉒
1. 血中濃度[1]
・・・・・であった。
2. 分布[2]
・・・・・であった。

【臨床成績】 ㉓
国内で実施された二重盲検比較試験を含む臨床試験においての概要は次のとおりである。

疾患名	例数	有効以上（有効率）
■■	・・・	・・・（・・％）
計	・・・	・・・（・・％）

【薬効薬理】 ㉔
・・・・・・・・・・・である。
1. ●●作用
・・・・・・・・を抑制した。
2. ◆◆作用
・・・・・が低下した。

【有効成分に関する理化学的知見】 ㉕
一般名：ジホウ塩酸塩（jiho×××）
化学名：・・・・・・・・・・・・・・
分子式：・・・・・・・・・
分子量：・・・
性　状：・・・・・・・・・・にほとんど溶けない。
構造式：

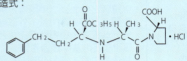

【取扱い上の注意】 ㉖
・・・・・・・・・・・・・には注意すること。

【承認条件】 ㉗
・・・・・・・・・・を講じること。

【包装】 ㉘
ジホウ錠5　1錠25mg：PTP　100錠
ジホウ錠10　1錠50mg：PTP　100錠

【主要文献】 ㉙
1) ・・・・・・・・・・・・
2) ・・・・・・・・・・・・

【文献請求先】
○×株式会社 学術部
〒000-0000 東京都中央区××××
電話番号：03-××××-××××

本剤は，新医薬品であるため厚生省告示第111号（平成6年3月29日付）に基づき，平成××年×月末まで1回30日間分の投薬は認められていません。 ㉚

製造販売元 ㉛
○×株式会社 学術部
〒000-0000 東京都中央区××××
電話番号：03-××××-××××

第14章（p.132）　⓱ 小児等への投与
第15章（p.140）　⓲ 臨床検査結果に及ぼす影響
　　　　　　　　⓳ 過量投与　⓴ 適用上の注意
　　　　　　　　㉑ その他の注意
第16章（p.150）　㉒ 薬物動態
第17章（p.160）　㉓ 臨床成績
第18章（p.170）　㉔ 薬効薬理

第19章（p.178）　㉕ 有効成分に関する理化学的知見
　　　　　　　　㉖ 取扱い上の注意　㉗ 承認条件
　　　　　　　　㉘ 包装　㉙ 主要文献及び文献請求先
　　　　　　　　㉚ 投薬期間制限医薬品に関する情報
　　　　　　　　㉛ 製造販売業者の氏名又は名称及び住所

医薬品の承認審査①
承認申請から薬価基準収載までの流れ

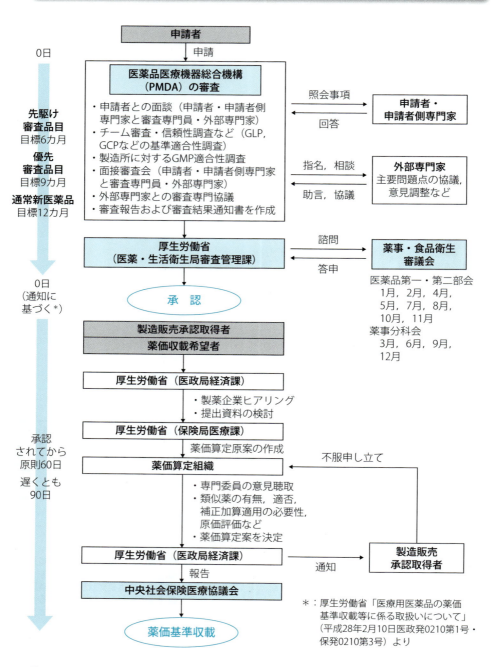

医薬品の承認審査② 医薬品の申請区分

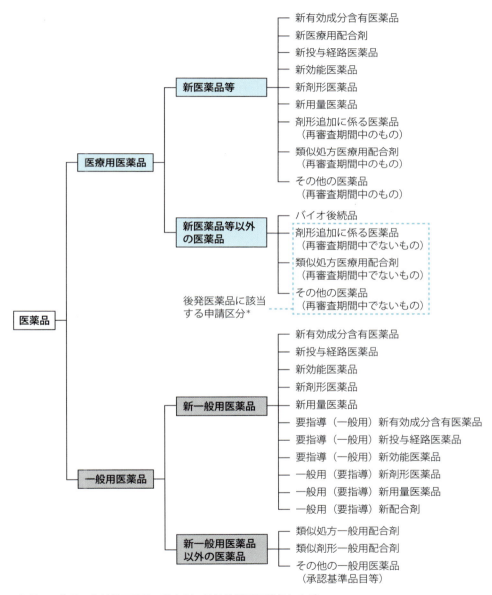

歯科用医薬品，放射性医薬品，殺虫剤，体外診断用医薬品および生物学的製剤においては，この分類と一致しないものがある。
＊：保険上の後発品区分とは異なる。

医薬品の承認審査③
承認と薬価収載のタイミング

医薬品医療機器総合機構（PMDA）による審査結果が厚生労働省に送られた後，厚生労働省は大臣の諮問機関である薬事・食品衛生審議会の医薬品第一部会・第二部会（年8回程度開催）に諮る。続いて，年4回開催される薬事分科会で審議（報告）され，承認される。

	1月	2月	3月	4月	5月	6月	7月	8月	9月	10月	11月	12月
医薬品 第一・第二部会	○	○		○		○	○		○		○	
薬事分科会			○			○			○			○
承認	＊		○			○			○			○
薬価収載： 新有効成分等		○		＊	○			○		○		
薬価収載： 部会報告品目等					○					○		
承認 （薬価手続き不要）		2/15 まで						8/15 まで				
薬価収載： 後発医薬品						○						○

翌年2月へ

・医薬品第二部会では抗菌剤，化学療法剤，抗悪性腫瘍剤，血液製剤および生物学的製剤を担当。それ以外の薬効群は医薬品第一部会が担当する。

・申請区分により，医薬品部会で審議される品目と報告のみの品目に分かれる。部会報告品目は新効能医薬品，新用量医薬品，類似処方医療用配合剤（それぞれ但し書き規定あり）。

・薬価収載は，新医薬品では年4回（2，5，8，11月），部会報告品目・新キット製品では年2回（5，11月）行われる。＊印は薬価改定年の特例のタイミング。

・再審査期間終了後の剤形追加品目などは後発医薬品として，薬価収載は年2回（6，12月）行われる。

xiv

本書に登場する主な略語

略語	英表記	日本語表記
薬機法		医薬品，医療機器等の品質，有効性及び安全性の確保等に関する法律
EMA	European Medicines Agency	欧州医薬品庁
FDA	Food and Drug Administration	（米国）食品医薬品局
GCP	Good Clinical Practice	医薬品の臨床試験の実施の基準
ICH	International Council for Harmonisation of Technical Requirements for Pharmaceuticals for Human Use	医薬品規制調和国際会議
PMDA	Pharmaceuticals and Medical Devices Agency	医薬品医療機器総合機構
RMP	Risk Management Plan	医薬品リスク管理計画
WHO	World Health Organization	世界保健機関

本書のご利用にあたって

　本書は，医療用医薬品の添付文書の特徴や記載のあり方を解説することを目的としており，例示として，最新ではない添付文書を掲載している場合があります。実際に医薬品の使用にあたっては，最新の添付文書等をご確認いただきますようお願い申し上げます。

株式会社じほう

1 添付文書の概要
添付文書ができるまで

　医薬品は「医薬品，医療機器等の品質，有効性及び安全性の確保等に関する法律」（本書では薬機法と称します）により規定されており，厚生労働大臣の承認のうえで製造販売されます。医薬品は，添付文書などによりその医薬品に関する情報の提供が求められています。そのため，製造販売業者（いわゆる製薬企業）は医薬品の添付文書を作成し，市販後のさまざまな段階で得られた知見に基づき，その時々で改訂されます。添付文書は最新の知見を反映させた文書として法律に定義づけられており，薬物治療に必要不可欠な情報源の一つです。法的に作成が求められている添付文書ですが，誰によってどのようにして作られているのでしょうか？

医療用医薬品の添付文書の記載

　添付文書は販売開始時には必ず必要になるもので，その内容は承認審査の時点で確認されます。医薬品の添付文書については薬機法第52条（添付文書等の記載事項）において，最新の論文その他により得られた知見に基づき，用法・

Column ▶ 薬事法と薬機法

　「医薬品，医療機器等の品質，有効性及び安全性の確保等に関する法律」（薬機法）は，2013年11月25日に施行された法律により従来の「薬事法」から名称が変更されました。薬事法は1960年に施行された，50年以上の歴史のある法律です。名称変更に加えて大幅な改正も行われたため，薬機法はまるで新しい法律のように見えますが，その歴史は薬事法から引き継ぐため，薬機法が制定されたのは1960年（昭和35年 法律第145号）となります。

用量その他使用および取扱い上の必要な注意を記載するよう求められています（医療機器については第63条の2，再生医療等製品については第65条の3）。上市後も，そのときどきの知見に基づき，改訂されます。第53条（記載方法），第54条（記載禁止事項）もありますが，具体的な項目や内容は法律ではなく，運用ルールとして通知で示されています。

　皆さんが見慣れているいまの添付文書の形式は，1997年（平成9年）の通知「医療用医薬品添付文書の記載要領」に示されており，実に20年以上もの間，運用されてきました（表1）。これは1983年（昭和58年）の記載要領が改訂されたものです。記載要領では，記載項目のほか，例えば禁忌を赤字8ポイント以上で示すことなど表記方法が指定されています。また，通知で記載されていないことでも，必要に応じて業界団体と厚生労働省との間で調整されながら，いまのスタイルになっています。

　その後，現在までに生物由来製品や後発医薬品などの対応が追加されているほか，類薬同士の記載の統一や「痴呆」を「認知症」へ変更するなど内容や表記の時代的な変化はありましたが，基本的なあり方は変わっていません。警告など重要な事項が目立つように配置されているいまのスタイルは，全体的に理

表1　添付文書の根拠通知一覧

- 平成9年4月25日 薬発第606号「医療用医薬品添付文書の記載要領について」
- 平成9年4月25日 薬発第607号「医療用医薬品の使用上の注意記載要領について」
- 平成9年4月25日 薬安第59号「医療用医薬品添付文書の記載要領について」
- 平成15年5月15日 医薬発第0515005号「生物由来製品の添付文書に記載すべき事項について」
- 平成15年5月20日 医薬安発第0520004号「生物由来製品の添付文書の記載要領について」
- 平成17年2月10日 薬食発第0210001号「処方せん医薬品の指定について」
- 平成17年3月31日 薬食監麻発第0331008号「改正薬事法における医薬品等の表示の取扱いについて」
- 平成18年3月24日 薬食安発第0324006号「後発医薬品に係る情報提供の充実について」

2019年4月施行
- 平成29年6月8日 薬生発0608第1号「医療用医薬品の添付文書等の記載要領について」
- 平成29年6月8日 薬生安発0608第1号「医療用医薬品の添付文書等の記載要領の留意事項について」

1　添付文書の概要

にかなっているのではないでしょうか。実際，1997年（平成9年）に通知された「医療用医薬品添付文書の記載要領」は，医療関係者が理解し使用しやすい記載と，重要な項目を添付文書の前段に配列することを趣旨として行われたものです（図1）。なお，米国が警告欄を正式に導入したのは2006年でした。

一方，具体的な記載内容は製薬企業と医薬品医療機器総合機構（PMDA）とで調整されており，業界全体で統一されている形式とは別に，薬効群ごとに記載の特性などもあるようです。

本書では，巻頭にある添付文書の図に沿って，各項目がどのように決められてどのような内容が記載されているのか，順に紹介していきたいと思います。

なお，添付文書の記載要領などは数年かけて見直しの検討が行われ，2017年に新しい記載要領が示されましたが，実際に運用が開始されるのは2019年です。20年来の基本的なスタイルは維持しつつ，さらに読みやすさを意識した変更となっており，その概要は本書の第20章で紹介します。

ところで，図1に示した項目のほかに，14日，30日，90日の投薬期間の制限

Column ▶ 薬機法における添付文書の位置づけ

2013年の薬機法改正のときに医薬品の添付文書に関する条文が改正されました（第52条）。細かい点ですが，「添附」を「添付」に変更し，最新の論文その他により得られた知見に基づき添付文書を作成することが明記されました。このように法律改正は，新しい制度を作るだけでなく，従来から実際に運用されていたことを改めて法律として明確にする・変更する，というときにも行われます。

なお，2013年の改正では，企業に対して「添付文書等記載事項のうち使用及び取扱い上の必要な注意その他の厚生労働省令で定めるものを厚生労働大臣に届け出なければならない」という制度が課せられました。使用上の注意の改訂などは，もちろん企業と行政との間で協議されたうえで行われていますが，「届出」という新たな制度を設けたことになります。

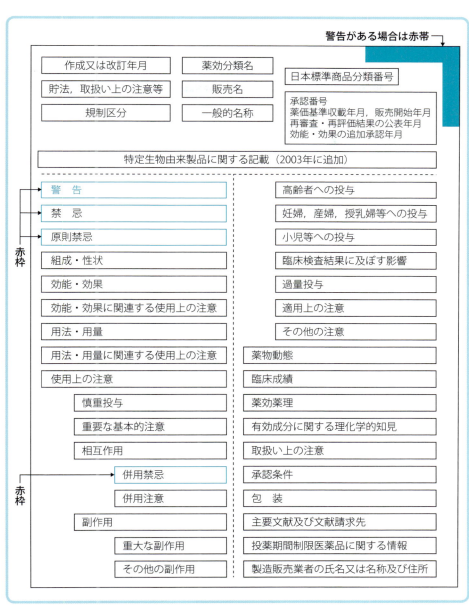

図1　添付文書の記載項目

1 添付文書の概要

が書かれている場合があります。投薬期間制限は薬機法上の規制ではなく，医療保険上の規制になります。具体的には，「保険医療機関及び保険医療養担当規則」[1]において，14日分，30日分または90日分を限度とする内服薬・外用薬を定めることになっており，「療担規則及び薬担規則並びに療担基準に基づき厚生労働大臣が定める掲示事項等」[2]で具体的な薬効成分名が指定されます。しかし，この厚生労働省告示は随時改正されており，14日の処方制限が外れるとその医薬品の添付文書も改訂されることになりますので，かえって製薬企業の手間になっているようにも思えます。有効性・安全性・品質といった医薬品そのものの特性とは関係ない情報ではありますが，国による規制の情報として提供することは構わないということだと考えられます。

医薬品の承認申請と添付文書作成の過程

添付文書は，新薬として販売するまでに記載内容が確定されます。また，市販後に集まった安全性情報に伴い添付文書が改訂されることもあります（図2）。

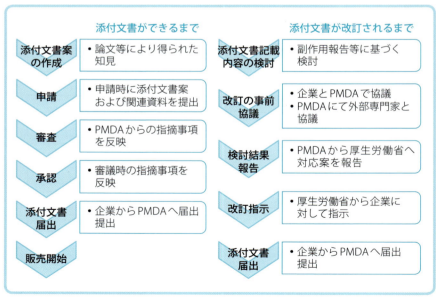

図2　添付文書作成の過程

それぞれのタイミングにおいて，海外でその薬がすでに市販されており企業内の情報や海外添付文書がある場合と，日本のみで発売されている薬の場合があり，医薬品が海外でも使用されている場合は，日本で副作用が疑われる症例の報告がなくても副作用に関する記載が改訂される場合があります。本書ではそのような事例も紹介していきたいと思います。

図2のとおり，まず企業が新薬の承認申請や効能追加の申請を行う際に添付文書案を提示します。これは厚生労働省薬事・食品衛生審議会の医薬品第一部会と第二部会[a]で承認の可否が審議される前に，PMDAの審査過程において修正されます。また，治験で十分な情報が得られない患者群（例えば高齢者や肝機能障害のある患者など）に関して市販後に特別な調査が必要な場合は，承認時に承認条件として指示され，その内容が添付文書に記載されます。

医薬品第一・第二部会はそれぞれ年8回程度開催されます（巻頭p.xiiの図参照）。添付文書に関係する内容について部会で指摘された場合は，厚生労働省・PMDAを通じて企業に伝達され，協議のうえ内容が決められていきます。部会での審議内容はしばらく後に議事録で確認できますが，安全性に関する事項よりも用法・用量に関する注意の指摘が多いようです。

一方，いわゆる市販後の添付文書の改訂は効能追加を除くと安全性に関する内容が中心となります。これはご存知のとおり，治験時に得られる安全性に関する情報は限定的であることが背景にあると考えられます。市販後に集積された副作用などの報告は，PMDAの薬効群別の各チームによりスクリーニングが行われます。注目すべき情報があれば，随時，厚生労働省との情報共有を図るとともに，該当企業へ照会します。また，企業も独自に検討をしているので，企業からPMDAへ添付文書改訂の提案がなされることもあります。PMDAと企業で合意された添付文書の改訂案は，通常はPMDAで5週間ごとに外部専門家の間で協議されます。なお，死亡例が多発するなど重大な問題で迅速な対応が求められる場合は，緊急安全性情報（イエローレター）や安全性速報（ブルーレター）として速やかに添付文書の改訂や医療関係者への情報提供が企業に対して指示されます。

---

a）医薬品第一部会では第二部会以外の薬効群が，医薬品第二部会では抗菌薬，化学療法薬，抗悪性腫瘍薬，血液製剤および生物学的製剤が審議されます。

1 添付文書の概要

Column ▶ 添付文書の電子化

　日本が急速に情報化社会となっていく頃，添付文書のスタイルが決まり厚生労働省の指導と製薬企業の協力により添付文書情報の電子化が進められました。インターネット上での添付文書情報の提供は，1999年に旧医薬品機構（医薬品副作用被害救済・研究振興調査機構）により検索サイトが構築されスタートしました。現在は，PMDAがこのWebサイトを発展させた形で管理運営しています。また，日本医薬情報センター（JAPIC）の医薬品情報データベース「iyakuSearch」でも検索できます。また，添付文書のPDFは各製薬企業のWebサイトでも公開されています。

・PMDA：医療用医薬品 情報検索
　https://www.pmda.go.jp/PmdaSearch/iyakuSearch/
・日本医薬情報センター：iyakuSearch
　http://database.japic.or.jp/is/top/index.jsp

Memo

2 日付・番号・管理情報
その添付文書は最新ですか？

　私たちは日常生活においても，携帯電話番号や車の運転免許証の番号，それをいつ取得したのかという日付など，管理上必要なさまざまな情報に囲まれています。医薬品にも管理上必要な多くのIDや日付があります。例えば，いつ承認されていつ販売開始されたのかを示す添付文書上の日付や，レセプト用の医薬品などのID，流通用のバーコードなどです。医薬品の開発段階で得られる情報は限られていることから，市販後に有効性や安全性に関する情報が追加されることがたびたびありますが，お手持ちのその添付文書はいつ作成されたものでしょうか？　それはどこで確認できるでしょうか？　本章では，添付文書の冒頭（上部）に記載されている医薬品の管理上の情報を紹介します。

 ## さまざまな日付情報

　添付文書の上部には，目立つように製品名が大きく記載され，その周りにさまざまな情報が小さく記載されています。図1〜5のとおりさまざまな形式があり，企業ごとに見せ方が少しずつ異なっていますが，大まかな配置は「医療用医薬品添付文書の記載要領」[1]（以下，記載要領）により統一されています。

> **Column ▶ 添付文書右上の赤帯**
>
> 　図1〜2のように，右上に赤帯付きの添付文書があります。これは使用上の注意として「警告」が記載されている医薬品に付けられます[6]。このような見た目の工夫は，米国や欧州の規制当局がWebサイト上で公開している添付文書にはみられないもので，日本独自の書式スタイルです。左側をバインダーなどで綴じて医療現場で使用する際にはよく目立ち識別しやすいのではないでしょうか。

添付文書がいつの時点のものかを確認するには，作成年月・改訂年月を見ます。そのほかにいくつもの日付情報がありますが，それぞれの日付情報はどういった意味をもつのでしょうか。

1. 作成または改訂年月

　版数とともに添付文書の左上隅に記載するよう指定されています。承認されたばかりのときは，図1のように作成年月のみです❶（以下，図1〜5の中の番

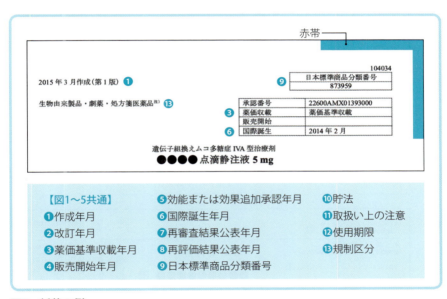

図1　新薬の例

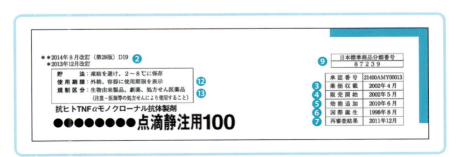

図2　再審査終了後の例

2 日付・番号・管理情報

号を示す)。改訂が行われると，図2のように改訂年月とその前の改訂年月の2つの年月が記載されます❷。添付文書中の改訂された部分は「※」や「＊」の印を用いて示します。

　第1章で述べたように，添付文書案は厚生労働省薬事・食品衛生審議会の医薬品第一部会・第二部会の検討資料として提供されますが，法的には，添付文書案は承認に必要な事項に入っていません。そのためもあってか，作成年月が

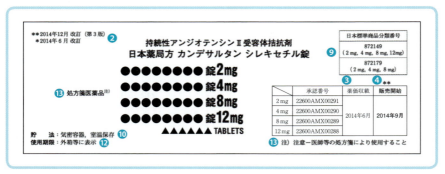

図3　後発医薬品の例

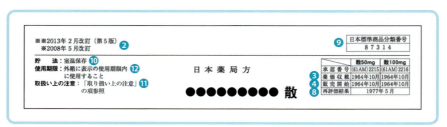

図4　局方品（再評価済み）の例

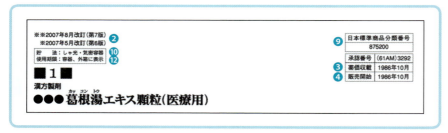

図5　局方品配合剤（再評価なし）の例

12

承認年月よりも遅くなっていることがあります。医薬品には添付文書が必要と法的に定められているからには，医薬品として承認されたときに添付文書が作成されているのが理想ですが，国の手続きや企業の準備の状況にもよるようです。

2. 薬価基準収載年月

　薬価基準収載年月が不明の場合，つまり承認を取得し薬価がつく予定であるけれども，まだ決まっていない時期の添付文書には，図1のように「薬価基準収載」とだけ書かれている場合があります❸。また，低用量ピル，ED治療薬，男性型脱毛症薬などの薬価基準未収載医薬品の場合は「薬価基準未収載」と記載されます。器具・器材の消毒薬など患者に直接使用しない非処方箋医薬品については「対象外」などと記載されています。

3. 販売開始年月

　多くの場合は薬価収載後に販売が開始されますので，薬価収載年月と同じか遅くなります。販売開始から2年以内の場合は，図3のように太字ゴシック体にしたり太枠囲みにしたりして目立たせている場合があります❹。承認2年以内というのは，企業による安全性情報の収集活動で，半年を目安とした市販直後調査期間の次の目安の期間となっています（市販直後調査については第10章参照）。薬機法施行規則第228条の20[a)] では，製薬企業に対して副作用報告の報告期限を定めていますが，いわゆる新薬の販売開始後2年以内については，添付文書にすでにその副作用の記載がある（既知）・ない（未知）にかかわらず，副作用が疑われる重篤な症例を15日以内に報告することが求められています。

4. 効能または効果追加承認年月

　承認後に新たな効能や効果が追加された場合は，図2のように承認された年

---

a) 薬機法施行規則 第228条の20：医薬品，医療機器等の品質，有効性及び安全性の確保等に関する法律関係手数料令（平成17年政令第91号）第7条第1項第1号イ（1）に規定する既承認医薬品と有効成分が異なる医薬品として法第14条第1項の承認を受けたものであって，承認のあつた日後2年を経過していないものに係るハ（1）から（5）までに掲げる症例等の発生のうち，当該医薬品の副作用によるものと疑われるもの。

月が記載されます❺。効能追加に伴い使用方法が追加されたり，副作用の記載が改訂されたりする場合があります。

5. 国際誕生年月

　これは記載要領に定められていない項目ですが，図1〜2のように新薬（先発医薬品）で記載することが慣例になっています❻。日本を含む世界のいずれかの国において初めて承認された日のことを，その医薬品の「国際誕生日」と呼んでおり，製薬企業が各国行政に提出する報告書などの提出期限の起算日として使われたりしています。図2のように，国際誕生年月よりも日本で利用可能になる時期が遅いとドラッグラグといわれたりしますが，最近承認される新薬はこの期間がかなり短縮されています（表1）。

6. 再審査結果公表年月

　新薬の多くは，承認される際に，承認後一定期間が経過した後に「再審査」を受けるよう指定されます。再審査を受けるまでの間に得られた情報を整理し，有効性・安全性について再度確認します。再審査の結果は，承認の取り消し，効能・効果の削除または修正，特に措置なし，の3つの場合がありえます。多くの医薬品は「特に措置なし」ですが，その場合も添付文書に再審査結果

表1　ドラッグラグの推移

年度（年）	2010	2011	2012	2013	2014	2015	2016
開発ラグ	1.3（1.0）	1.5（0.4）	0.3（0.0）	1.0（0.3）	1.1（0.6）	1.7（1.0）	1.0（0.9）
審査ラグ	0.4	0.1	0	0.1	0	0	0
ドラッグラグ	1.7（1.4）	1.6（0.5）	0.3（0.0）	1.1（0.4）	1.1（0.6）	1.7（1.0）	1.0（0.9）

開発ラグ：当該年度に国内で新規承認申請された新薬について，米国における申請時期との差の中央値
審査ラグ：当該年度（米国は暦年）における日米間の新薬の新規承認された総審査期間（中央値）の差
ドラッグラグ：申請ラグまたは開発ラグと審査ラグの和
（　）内は，「医療上の必要性の高い未承認薬・適応外薬検討会議」での検討結果を受けて申請された品目を除いた場合の値。
〔医薬品医療機器総合機構：ドラッグ・ラグの試算について（https://www.pmda.go.jp/review-services/drug-reviews/about-reviews/p-drugs/0013.html）より〕

公表年月を追記するなどの改訂が行われることがあります。図2の❼が記載例です。

7. 再評価結果公表年月

　承認後しばらく経過した医薬品について，厚生労働大臣が再評価を受けるよう指定する場合があります。現時点で使用可能な他の医薬品の治療効果が高いため，承認された当時に比べて，有効性・安全性においてその医薬品の医療上の価値が下がってしまうことがあります。こうした観点から，改めて既存の医薬品を評価する制度です。再評価制度には，有効性・安全性などを再評価する薬効再評価と，品質（溶出性）を再評価する品質再評価がありますが，このうち薬効再評価を受けて結果が公表された年月が記載されます（図4❽）（p.21のコラム参照）。

　直近に行われた薬効再評価の対象はプロナーゼ製剤およびリゾチーム製剤で，2016年3月に検討されました[2]。1960年代に相次いで発売されたリゾチーム製剤は2012年に厚生労働省から再評価指定を受けました。そして，4つの適応のうち慢性副鼻腔炎の効能を2015年に削除した一方，残る気管支炎，気管支喘息，気管支拡張症の適応について，慢性閉塞性肺疾患（COPD）患者での標準治療に対するリゾチーム製剤の上乗せ効果を検討する製造販売後臨床試験を実施しましたが，医療上の有用性が低下したと判断され，企業が承認取り下げ・販売中止となりました。プロナーゼ製剤も同様に，適応である慢性副鼻腔炎，慢性呼吸器疾患，足関節捻挫の上乗せ効果を検討する製造販売後臨床試験を実施しましたが，プラセボに対するプロナーゼ製剤の優越性は検証されなかったと判定されました。その結果，これらの効能を削除しましたが，残った「胃内視鏡検査における胃内粘液の溶解除去」の効能で製造販売されています。

医薬品に関する識別番号

　データ化の進んだ情報化社会以前から，私たちはさまざまなモノや情報を分類したり，コンピュータで扱いやすい識別番号を用いて情報交換しています。日常生活では郵便番号がイメージしやすいかもしれません。7桁の番号だけで地域を特定することができます。医薬品にもいくつかの分類方法や識別番号が

2 日付・番号・管理情報

存在します。医薬品をどの立場で扱うかによって利用しやすい分類の仕方が異なり，結果的に一つの医薬品に対してさまざまな識別コードが紐づいているのです。

1. 日本標準商品分類番号

　日本標準商品分類番号は国内のさまざまな商品やサービスを分類し，統計調査の結果を商品別に表示する際の統計基準として総務省が管理している6桁の分類番号です（図6）。医薬品については，左から3〜6桁目は薬効群を利用した分類番号になっており，図3の❾のように複数の薬効群が示される場合もあります。この分類番号は1990年に作成されたものがいまだに使用されています。そのため，例えば血圧降下剤（87214）では，ヒドララジン製剤（872142）やメチルドパ製剤（872145）など従来から存在する薬理作用は固有の番号が割

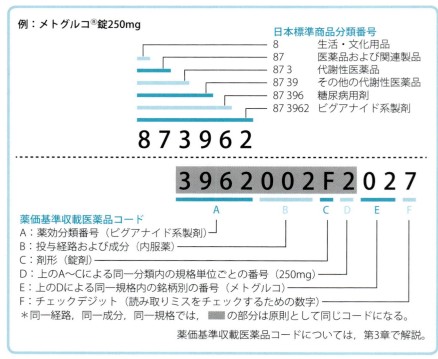

図6　日本標準商品分類番号（上）と薬価基準収載医薬品コード（下）

16

り当てられている一方，比較的新しいアンジオテンシンⅡ受容体拮抗薬（ARB）は割り当てがないため，その他の血圧降下剤（872149）に分類されます。すなわち，新規の薬理作用をもつ医薬品は「その他」に分類されてしまい，使用目的によっては使いにくくなっているようにも思います。この30年足らずの間に新規の医薬品が数多く承認されているなか，再生医療等製品などの対応も含め，厚生労働省と総務省による分類の更新が望まれます。

2. 承認番号

厚生労働大臣が医薬品を承認するのに伴い付与される番号です。日々の医療において承認番号が必要なことはまずないと思いますが，2019年4月以降に適用される添付文書の記載要領[3), 4)]では，改めてこの承認番号の記載が示されています。

医薬品の管理上の注意

1. 貯法

医薬品は開発され承認されるまでの間に保存の環境も検討されます。添付文書のレイアウトはさまざまですが，左上の販売名の近くに，室温保存，冷蔵保存（具体的に温度が明示されることもある），遮光などの「取扱い上の注意」について記載されます（図4〜5の❿）。保管に関連した情報が添付文書本文に「取扱い上の注意」として記載されている場合は，図4の⓫のように，貯法とは別に「「取扱い上の注意」の項参照"と記載されることもあります（取扱い上の注意については第19章参照）。

また，インタビューフォームでは「Ⅲ．有効成分に関する項目」の「2. 有効成分の各種条件下における安定性」にいくつかの保管条件下における安定性の結果の概要が示されています。保管可能な保管条件の目安になると思います。

2. 使用期限（有効期限）

薬機法第50条第14号の規定に基づき指定され，容器包装などへの使用期限の記載が義務づけられている医薬品があります。現在は告示で指定された48成分およびその塩類の製剤と承認時に指定されたものが対象となっています

2 日付・番号・管理情報

（表2）。これらについては，図2～5のように，使用期限が外箱などに記載されていることを明示します⓬。また，記載が義務づけられていなくても，自主的に同様の記載をしている場合もあります。

行政による医薬品の審査内容をまとめた審査報告書はPMDAのWebサイト

表2　薬機法第50条第12号等の規定に基づき使用の期限を記載しなければならない医薬品等（昭和55年9月26日厚生労働省告示166号）

医薬品

1　亜硝酸アミルおよびその製剤
2　アスコルビン酸，そのエステルおよびそれらの塩類の製剤
3　アスピリンおよびその製剤
4　アデノシン三リン酸，その塩類およびそれらの製剤
5　アンモニア水
6　イドクスウリジンおよびその製剤
7　インシュリンおよびその製剤
8　エピネフリン，その塩類およびそれらの製剤
9　塩化ツボクラリンおよびその製剤
10　塩化ベタネコールおよびその製剤
11　塩酸ピロカルピンおよびその製剤
12　塩酸フエニレフリンおよびその製剤
13　過酸化化合物およびその製剤
14　肝油およびその製剤
15　クロルピリホスメチルおよびその水和剤，乳剤または粒剤
16　血清性性腺刺激ホルモンおよびその製剤
17　酵素およびその製剤
18　コルチコトロピンおよびその製剤
19　サラシ粉およびその製剤
20　次亜塩素酸ナトリウムの製剤
21　シクロホスフアミドおよびその製剤
22　ジクロルボスおよびその燻くん煙剤，蒸散剤または乳剤
23　ジメルカプロールおよびその製剤
24　ジノプロストおよびその製剤
25　酒石酸エルゴタミンおよびその製剤

26　硝酸イソソルビトールおよびその製剤
27　スルピリンおよびその製剤
28　ダイアジノンの水性乳剤
29　胎盤性性腺刺激ホルモンおよびその製剤
30　チアミン，その誘導体またはそれらの塩類およびそれらの製剤
31　チオテパおよびその製剤
32　トコフエロールおよびその製剤
33　トリクロルホンの乳剤または水性乳剤
34　トロンビンおよびその製剤
35　ナレドの乳剤
36　乳酸菌およびその製剤
37　ニトログリセリンおよびその製剤
38　ノルエピネフリン，その塩類およびそれらの製剤
39　発泡剤型の製剤
40　ビタミンA油およびその製剤
41　ピレスロイド系殺虫成分の粉剤
42　フイトナジオンおよびその製剤
43　フエンチオンの水性乳剤
44　マレイン酸エルゴメトリンおよびその製剤
45　マレイン酸メチルエルゴメトリンおよびその製剤
46　有機リン系殺虫成分の毒餌剤または粉剤
47　ヨード造影剤
48　レチノール，そのエステルおよびそれらの製剤
49　前各号に掲げるもののほか，法第14条の規定に基づく承認事項として有効期間が定められている医薬品

18

で見ることができますが，その「2．品質に関する資料」では，製薬企業が提示した各保管条件下の安定性に関するデータに対してPMDAの見解が示されています．検討結果として「機構は，小分け処方された製剤の安定性については，少なくとも45日間は安定であるとの説明は受け入れ可能と考える」（例：ソバルディ®)[5]などが書かれており，参考になると思います．

Column ▶ WHO ATCコード

　添付文書には記載されていませんが，国際的な研究発表で最もよく用いられている医薬品コードは，世界保健機関（WHO）のAnatomical Therapeutic Chemical Classification Systemです．医薬品の有効成分に対して薬効，作用部位・化学的な特徴に応じて英数7字からなるコード（ATCコード）が付与されています．WHO外部連携機関であるWHO Collaborating Centre for Drug Statistics Methodologyによって管理されていて，統計をとるために図7のような5階層構造をもっています．ATCコードに対して定義された1日使用量defined daily dose（DDD）を用いて，多施設あるいは多国間の横断的な比較するような医薬品使用実態研究（drug utilization research）も実施されています．

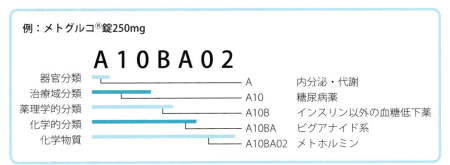

図7　ATCコード体系

2 日付・番号・管理情報

3. 規制区分

　毒薬，劇薬，麻薬，向精神薬，覚せい剤，覚せい剤原料，習慣性医薬品，指
定医薬品および処方箋医薬品，特定生物・生物由来製品の区分が記載されます。
これはそれぞれ記録の保管や保管の方法，取扱者の資格など特別な決まりがあ
る区分です。図1～3の⓭は記載がある例，図4～5はない例になります。

Column ▶ 薬価が決まるまで

　多くの医薬品の場合，承認されてもすぐに販売されないのは皆さんご
存知でしょう。承認された後，図8のように，製薬企業と国との間で薬
価の交渉が始まります。製薬企業の希望する薬価と国が提示する薬価案
に乖離があれば，調整に時間がかかり，なかなか販売されないという事
態になります。何とか企業と国とで価格に折り合いをつけても，中央社
会保険医療協議会（中医協）で健康保険を適用するべきでないと判断さ
れると，薬価基準収載はできません。なお，薬価基準未収載の多くは最
初から企業が保険適用を申請せず自由価格で販売するもので，発毛薬，
性機能障害改善薬，経口避妊薬などの生活改善薬です。

薬機法上の承認	薬事・食品衛生審議会
製造業者などからのヒアリング	厚生労働省医政局経済課
ヒアリング結果に基づき薬価算定原案を作成	厚生労働省保険局医療課
専門委員の意見聴取のうえ薬価算定案作成	薬価算定組織
薬価算定案を製造業者などへ通知（不服の場合，薬価算定組織で再検討）	薬価算定組織
算定結果を報告，了承	中央社会保険医療協議会総会
薬価収載	

図8　承認から薬価収載までの流れ

Column ▶ 再評価制度

　新薬に対する再審査制度は比較的よく知られていると思います。治験における限られた患者群以外の患者への投薬に際して，医療上重要な有効性・安全性に関する情報を収集するために使用成績調査や製造販売後臨床試験などが実施され，承認時に指定された再審査期間の間は後発医薬品が市場に出ることはありません。

　一方，再評価制度は，新薬だけでなくすべての医薬品が対象となります。年月の経過とともに，より効果の高い薬，安全性の高い薬が発売されると，既存の医薬品の現在の医療における存在価値が低下し，また現在の評価基準では有用性が認められない場合があるため，改めて現時点の医学・薬学などの学問水準に照らして，品質，有効性および安全性を確認するための制度です。1971年に導入されて以降，何度か制度の見直しが行われました。現在は，薬事・食品衛生審議会の意見に基づき厚生労働大臣が再評価を受けるべき医薬品などの範囲を指定し，企業が検討を行っています。結果は厚生労働省・PMDAに報告され，再評価の結果として，①承認の取り消し，②効能・効果等の削除または修正，③特に措置なし，のいずれかの措置がとられます。

　比較的最近の例では，1968年から多くの患者さんに使用されていた消炎酵素製剤ダーゼン® (セラペプターゼ) が，1995年に厚生省 (当時) から再評価結果の通知とともに，次回再評価時までに有効性に関する資料を提供するよう求められていました。そこでプラセボ対照二重盲検比較試験を実施した結果，プラセボに対する有意差を示すことができなかったため，2011年に自主回収[7]が行われています。このほか，ダーゼン®に引き続いて検討されたプロナーゼ製剤，リゾチーム製剤の事例などもあります。

　新薬開発は日々進められており，現在ほかに利用可能な薬物療法があるなかで，過去に承認された医薬品の医療上の有効性を検証することは，ダーゼン®の例にもあるように大変難しいものです。

3 医薬品の名称
取り違えを防ぐために

　医療事故のうち類似名称が原因と思われる医薬品の取り違え事例は，日本医療機能評価機構で集計を始めて以来，数としては少ないながらも毎年報告されています[a]。医薬品の販売名は承認されて決定されます。既存の医薬品名と類似している場合，企業が希望して承認申請した名称が審査中に変更される場合があります。医薬品の販売名の命名において，医療事故防止の観点からどのような対策が取られているのでしょうか？

医療事故防止の医療現場での取組み

1. 取り違え防止の啓発

　2007年の医療法改正を機に，診療所を含む医療機関に対し施設規模に応じた医療安全対策が求められています。改めて言うまでもないことですが，患者さんへ投薬する際は，薬剤師を含む医療関係者による医薬品取り違え防止のための取り組みが必要ですし，日頃から細心の注意を払って患者さんに投薬されていると思います。よく起きている医薬品の取り違え事例については，各団体が事例に基づく啓発資材を提供していますので活用しましょう（図1）。後発医薬品の普及とともに，一般名の類似性や，後発医薬品であることを知らないために発生する取り違えの報告も増えています。

2. 名称の類似性の確認

　2008年にヒドロコルチゾン製剤「サクシゾン®」を投薬するべきところ筋弛緩剤「サクシン®注射液」を誤って処方し投与したことによる死亡事故が発生しました。厚生労働省は医療機関に対して，採用薬について採用規格や名称類似性に関する確認をし，事故防止のための検討をするよう改めて促していま

---

[a] 2013年227件，2014年246件，2015年211件，2016年166件（日本医療機能評価機構 医療事故防止事業部：薬局ヒヤリ・ハット事例収集・分析事業 平成27年年報より）。

a

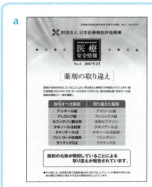 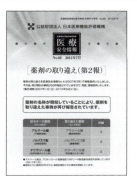

b

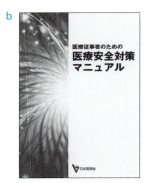 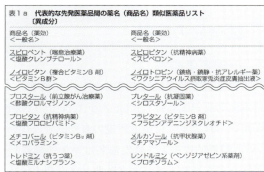

c

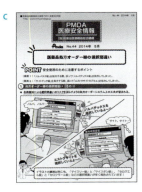

a：日本医療機能評価機構が医療機関から収集した医療事故情報をもとに発表している「医療安全情報」。医薬品に関連した事例も数多く報告されている。

b：日本医師会が策定した「医療従事者のための医療安全マニュアル」。医療機関における医療安全対策が詳しく解説されており，医薬品に関連した事例や事故防止策も掲載されている。

c：PMDAが発表している「PMDA医療安全情報」。収集されたヒヤリ・ハット事例や副作用・不具合報告のうち，同様の事象が繰り返し報告されている事例や添付文書改訂などを通知した事例などを紹介している。

図1　各種団体より発信されている啓発資材

〔a　日本医療機能評価機構：医療安全情報 No.4 薬剤の取り違え，2007およびNo.68 薬剤の取り違え（第2報），2012／b　日本医師会：医療従事者のための医療安全マニュアル，2007／c　医薬品医療機器総合機構：PMDA医療安全情報 No.44 医薬品処方オーダー時の選択間違い，2014より〕

す。そのための一つのツールとして「医薬品類似名称検索システム」があります（http://www.ruijimeisho.jp/）。厚生労働科学研究成果を活用したシステムで，2つの医薬品同士の名称の類似性を無料で調べることができます。

　企業が販売名を検討する際には，その薬の特徴を踏まえるだけでなく，このような類似性の検討も行っています。また，承認審査の段階で，申請時の販売名が変更されることもあります。例えば，ピルフェニドンは販売名「グラスピア錠」で申請されていましたが，審査の際に"類似名称を有する医薬品と取り違え等が生じないよう"検討することが企業に求められ，「ピレスパ®錠」へ変更したうえで承認されました[1]。

医薬品の命名

1. 一般名の命名

　添付文書の冒頭に販売名とともに記載されている一般的名称（一般名）は，日本医薬品一般名称（Japanese Accepted Names for Pharmaceuticals；JAN）が用いられます。企業は新規の有効成分について一般的名称登録の手続きを行い[2]，最終的に決定された命名は厚生労働省医薬・生活衛生局医薬品審査管理課から通知されます。国立医薬品食品衛生研究所ではこの一般名の検索サイトを提供しています（http://jpdb.nihs.go.jp/jan/）。

　国際的には医薬品国際一般名称（International Nonproprietary Name；INN）が論文などで共通の医薬品の固有名称として用いられており，JANの検索サイトでも確認できます。INNはWHO医薬品国際一般名称委員会が命名します。

2. 販売名の命名

　医療用医薬品の販売名には，原則として剤形および有効成分の含量（または濃度など）に関する情報を付すことが求められており，「ブランド名＋剤形＋含量（または濃度）」とすることが原則となっています。例えば「アイウエオ錠80」を分解すると，ブランド名が"アイウエオ"，剤形が"錠"，含量が"80"という具合です。"ブランド名だけ"の医療用医薬品については，製薬企業の責任において販売名変更代替新規承認申請（後述）を活用するなどにより，こ

の原則に基づく販売名に変更する手続きを早急に済ませることが進められ，2016年末にはその変更品目が少なくなったことから，ほとんどの品目で済んだと考えられています。

3. 後発医薬品の命名

　後発医薬品は従来，先発医薬品のようにブランド名を付けて承認されていましたが，2005年9月以降に申請された後発医薬品はブランド名を付けることが認められておらず，「（成分）一般名」を使用することが義務づけられています。しかし，（成分）一般名のままでは，どこの企業が販売している医薬品なのか区別することができません。そのため，販売名のなかの「含量（または濃度）」の後に，企業名を意味する漢字・記号などを屋号として記載する方式になっています。例えば，単一の有効成分からなる後発医薬品の販売名は「（成分）一般名＋剤形＋含量（または濃度）＋企業名（屋号など）」で，ジホウ社による一般名カキクケコの錠剤80mgであれば，「カキクケコ錠80（ジホウ）」となります。企業名（屋号など）が想起できるような略名も認められており，記載については原則4文字以内で漢字，ひらがな，カタカナ，アルファベットを用いることができ，原則として括弧括り（「　」，（　），【　】など）とされています。

4. 販売名の変更

　医薬品の販売名は，原則として製造販売業者が自由に命名できますが，製薬企業に対しても医療事故の防止を図るための対応が求められており，医薬品の販売名の取り扱いについてたびたび通知されています（表1）。国はこれらの通知に基づき，製造販売業者による容器・包装の改善や医療機関・薬局への情報提供，および医療機関・薬局での取り違え防止の取り組みを促しています。販売名を決めるにあたっては，保健衛生上の危害の発生するおそれのないものであり，かつ医薬品としての品位を保つものであることが求められています[b]。

---

b）薬機法第66，67，68条によって，一般用医薬品の販売名も医薬品としての品位を保つとともに国民の保健衛生を確保する見地から承認審査時に一定の制限が行われます。最近では言葉遊びが過ぎる販売名や品位に欠けた広告も見受けられるとして，平成28年度厚生労働科学研究「医薬品等の広告監視の適正化を図るための研究」の提案を参考に，2017年に医薬品等適正広告基準と運用指針の見直しが行われました。

3 医薬品の名称

医療用医薬品の販売名については，販売名の一部を省略して記載した場合に，省略された販売名と同一の販売名の医薬品があることなどが誤投与を招く原因となるおそれがあるため，その取り扱いが規定されています[3]。

製薬企業が販売名を変更するには承認内容変更のための法的手続きが必要とされますが，医療事故防止のための販売名変更代替新規承認申請には添付資料の簡素化や審査の迅速化が図られています[4]。市販後に医療安全の観点から販売名の変更が行われた医薬品として，「サクシン」から「スキサメトニウム注」へ，「アルマール錠」から「アロチノロール塩酸塩錠」への変更がありました。

5. 一物二名称の必要性

ある製造販売業者が特定の有効成分の医薬品を製造販売する際，原則として一つの販売名（ブランド名）に対して承認を与えられます。ただし，同じ有効成分の医薬品でも別の販売名を認められる場合があります。効能・効果や対象患者，剤形が異なる場合で，処方や調剤の混乱を避けるためであったり，薬価を別に設定する必要があったりする場合にそうしたことが起こります。例えば，クエチアピンフマル酸塩はセロクエル®錠（統合失調症治療薬）とビプレッソ®徐放錠（双極性障害におけるうつ症状の改善）があります。なお，同一企業・同一規格での複数名称は認められていません。

また，共同開発の契約上，2つの企業がそれぞれ製造販売承認を取得し販売

表1　医薬品販売名の類似性による医療事故防止等に関する通知

- 「医療事故を防止するための医薬品の表示事項及び販売名の取扱いについて」（平成12年9月19日医薬発935号）厚生省医薬安全局長通知
- 「医療機関における医療事故防止対策の強化について」（平成15年11月27日医政発第1127004号・薬食発第1127001号）厚生労働省医政局長医薬食品局長連名通知
- 「医薬品の販売名・外観の類似性による医療事故防止対策の徹底について」（平成15年11月27日薬食発第1127003号）厚生労働省医薬食品局長通知
- 「医療機関における医療事故防止対策の強化・徹底について」（平成16年6月2日医政発第0602012号・薬食発第0602007号）厚生労働省医政局長医薬食品局長連名通知
- 「医療用後発医薬品の承認申請にあたっての販売名の命名に関する留意事項について」（平成17年9月22日薬食審査発第0922001号）厚生労働省医薬食品局審査管理課長通知
- 「医薬品の販売名の類似性等による医療事故防止対策の強化・徹底について（注意喚起）」（平成20年12月4日医政発第1204001号・薬食発第1204001号）厚生労働省医政局長医薬食品局長連名通知

する（併売する）場合は，それぞれの企業で販売名を付けることになります（例：アムロジン®とノルバスク®，ケアラム®とコルベット®など。なお，後者は2018年より販売がケアラム®に集約されました）。

Column ▶ 包装単位と新バーコード

医療用医薬品の包装単位は3段階に分かれています。
①調剤包装単位（製造販売業者が製造販売する医薬品を包装する最小の包装単位。例えばPTPシート，バイアルなど）
②販売包装単位（通常，卸売販売業者などから医療機関などに販売される最小の包装単位。例えばPTPシートが100シート入りの箱など）
③元梱包装単位（通常，製造販売業者で販売包装単位を複数梱包した包装単位。例えば販売包装単位である箱が10箱入った段ボール箱など）

医薬品等の外箱についているバーコードについては，厚生労働省医薬食品局安全対策課の主導で新バーコードの導入が進められてきましたが，流通体制や医療機関の受け入れ体制の準備も必要であることから，医政局経済課が中央社会保険医療協議会（中医協）に対して，導入の進捗を報告しています。

新バーコード表示は，まずは特定生物由来製品，生物由来製品，注射薬について義務化され，さらに2012年より内用薬と外用薬についても順次進められています。2015年7月以降に出荷される医療用医薬品については，調剤包装および販売包装ごとに新バーコード表示が行われるようになりました[5]。その結果，2016年9月末には内用薬と外用薬も調剤包装単位での製品バーコード表示が100％となりました。

今後は，電子商取引の促進とともに卸の販売包装単位でのバーコードの表示が進められます。また，偽造品の流通防止や，流通から投薬までのトレーサビリティ確保，医療安全の向上に新バーコードの活用が期待されます。

3　医薬品の名称

医療安全とITの活用

1. 薬効分類

　添付文書上，薬効分類名を記載する場合は原則として「医薬品の名称」の上に表示します。第2章で紹介したように日本標準商品分類番号による「薬効分類」もありますが，添付文書に記載するものはこれに限らず適切な表現を企業が選ぶことができます。例えば「解熱鎮痛消炎剤」という薬効分類を，承認された効能・効果を踏まえて「解熱鎮痛剤」とすることは構いません。また，臨床薬理学的に意味のある薬理作用を表すために，薬効分類にはない「アンジオテンシンII受容体拮抗剤」という表現も添付文書上では採用されています。

　また，日本標準商品分類番号を活用して，薬価基準収載医薬品コード（英数12桁）が作成されており，左から4桁の数値で薬効分類を区別できます（第2章の図6）。この分類は「添付文書検索システム」でも活用されています。

2. 製品バーコード

　通知などで記載が求められているものではないため，多くはありませんが，添付文書の空きスペースにバーコードが示されている場合があります。2002年の「医療安全対策検討会」の議論を踏まえた医薬品の取り違え事故防止の観点およびトレーサビリティの確保，流通の効率化の推進の観点から，包装への新バーコード対応が進められてきました。2015年7月以降の出荷分から新しいバーコード体系になっていますので，添付文書にバーコードが記載されている場合は，そのバーコードも順次新しいバーコードに切り替わります。新しいバーコードはGS1コード体系に基づくバーコードシンボルです。バーコード表示の推進について詳しく知りたい方は，次のコラムで紹介している「流改懇」第21回（2014年7月2日）の資料を参照ください。

Column ▶ 医療用医薬品の流通の改善に関する懇談会（流改懇）

　医薬分業の進展や卸売業の業界再編，IT化の進展など，医療用医薬品の流通の状況変化にあわせて，公的医療保険制度のもとでの不適切な取引慣行の是正などについて検討するため，2004年に厚生労働省が設置した懇談会です[6]。2004年12月に「医療用医薬品の流通改善について（中間とりまとめ）」が提言されました。流通の効率化のためバーコード利用を推進するとともに，最近では流通取引の公正性の観点から薬価改定に関する薬価調査の状況確認やあり方の検討が行われています。単品単価で取引することと，薬価改定後の早期に納入価格を含めた契約の妥結を推進しており，これを踏まえて2016年度診療報酬改定では施設ごとの妥結の状況に応じた報酬の減算制度が導入されました。

　また，2018年度診療報酬改定に向けては，「医療用医薬品の流通改善に向けて流通関係者が遵守すべきガイドライン」が示されました[7]。

4 警告・禁忌
大事なことは冒頭に

　添付文書の記載項目の配置やスタイルは国の通知で定められています。そのなかで，安全上の配慮から添付文書の冒頭部分に赤字，赤枠をもって目立つように記載されているのが「警告」や「禁忌」に関する情報です。しかし医学的に合理的な必要性が認められれば，医師の判断によりその薬が用いられることもありえます。患者の病態は一人ひとり異なり，2014年には，小児の鎮静用には禁忌とされているプロポフォールが男児に投与され，死亡したことが大きく報道されました。その後，医療機関における医薬品・医療機器のよりいっそうの安全な使用を確保するため，2016年には医療法施行規則が改正されています。いざというとき，警告や禁忌であっても使用せざるをえないという判断を的確に行うには，「警告」や「禁忌」の位置づけや設定根拠を理解しておく必要があります。

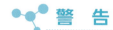

警　告

1. 警告の趣旨

　「警告」は，本文冒頭に記載し，赤枠で囲うことになっています。致死的または極めて重篤かつ非可逆的な副作用が発現する場合，あるいは副作用発現の結果極めて重大な事故につながる可能性があり特に注意を喚起する必要がある場合に設けられます。

　従来は，一目で理解できるよう簡潔な文章をもって記載し，必要に応じて設

表1　「警告」の記載要領

> **1. 警告**
> （1）致死的又は極めて重篤かつ非可逆的な副作用が発現する場合，又は副作用が発現する結果極めて重大な事故につながる可能性があって，特に注意を喚起する必要がある場合に記載すること。
> （2）必要な場合には設定理由を［　　］内に簡潔に記載すること。

〔厚生省「医療用医薬品の使用上の注意記載要領について」
（平成9年4月25日薬発第607号）より〕

定理由を［　］内に記載することになっていたのですが（**表1**）[1]，最近の添付文書は**図1**や**図2**のように長文で記載されていることもあります。「警告」欄の本来の意図や医療現場の利便性を考えると，**図3**のように取るべき行動を簡潔に示すことにして，適宜本文で説明を加えるほうが使いやすいように思います。

〔警告〕

Ⅰ．心不全及び肝硬変における体液貯留の場合	本剤投与により，急激な水利尿から脱水症状や高ナトリウム血症を来し，意識障害に至った症例が報告されており，また，急激な血清ナトリウム濃度の上昇による橋中心髄鞘崩壊症を来すおそれがあることから，入院下で投与を開始又は再開すること。また，特に投与開始日又は再開日には血清ナトリウム濃度を頻回に測定すること。（「2.重要な基本的注意Ⅰ-(4)，Ⅱ-(6)」の項及び「4.副作用 (1)重大な副作用 3)高ナトリウム血症」の項参照）
Ⅱ．常染色体優性多発性のう胞腎の場合	Ⅱ-1. 本剤は，常染色体優性多発性のう胞腎について十分な知識をもつ医師のもとで，治療上の有益性が危険性を上回ると判断される場合にのみ投与すること。また，本剤投与開始に先立ち，本剤は疾病を完治させる薬剤ではないことや重篤な肝機能障害が発現するおそれがあること，適切な水分摂取及び定期的な血液検査によるモニタリングの実施が必要であることを含め，本剤の有効性及び危険性を患者に十分に説明し，同意を得ること。 Ⅱ-2. 特に投与開始時又は漸増期において，過剰な水利尿に伴う脱水症状，高ナトリウム血症などの副作用があらわれるおそれがあるので，少なくとも本剤の投与開始は入院下で行い，適切な水分補給の必要性について指導すること。また，本剤投与中は少なくとも月1回は血清ナトリウム濃度を測定すること。（「2.重要な基本的注意Ⅲ-(5)」の項及び「4.副作用 (1)重大な副作用 3)高ナトリウム血症」の項参照） Ⅱ-3. 本剤の投与により，重篤な肝機能障害が発現した症例が報告されていることから，血清トランスアミナーゼ値及び総ビリルビン値を含めた肝機能検査を必ず本剤投与開始前及び増量時に実施し，本剤投与中は少なくとも月1回は肝機能検査を実施すること。また，異常が認められた場合には直ちに投与を中止し，適切な処置を行うこと。（「〔禁忌〕Ⅱ-5.」の項，

「2.重要な基本的注意Ⅲ-(2)、Ⅲ-(3)」の項，「4.副作用 (1)重大な副作用 4)肝機能障害」の項及び「10.その他の注意(1)」の項参照）

〔禁忌（次の患者には投与しないこと）〕

Ⅰ．心不全及び肝硬変における体液貯留の場合	Ⅰ-1. 本剤の成分又は類似化合物（モザバプタン塩酸塩等）に対し過敏症の既往歴のある患者 Ⅰ-2. 無尿の患者［本剤の効果が期待できない。］ Ⅰ-3. 口渇を感じない又は水分摂取が困難な患者［循環血漿量の減少により高ナトリウム血症及び脱水のおそれがある。］ Ⅰ-4. 高ナトリウム血症の患者［本剤の水利尿作用により高ナトリウム血症が増悪するおそれがある。］ Ⅰ-5. 適切な水分補給が困難な肝性脳症の患者［適切な水分補給が困難なため，循環血漿量の減少により高ナトリウム血症及び脱水のおそれがある。］ Ⅰ-6. 妊婦又は妊娠している可能性のある婦人（「6.妊婦、産婦、授乳婦等への投与」の項参照）
Ⅱ．常染色体優性多発性のう胞腎の場合	Ⅱ-1. 本剤の成分又は類似化合物（モザバプタン塩酸塩等）に対し過敏症の既往歴のある患者 Ⅱ-2. 口渇を感じない又は水分摂取が困難な患者［循環血漿量の減少により高ナトリウム血症及び脱水のおそれがある。］ Ⅱ-3. 高ナトリウム血症の患者［本剤の水利尿作用により高ナトリウム血症が増悪するおそれがある。］ Ⅱ-4. 重篤な腎機能障害（eGFR 15mL/min/1.73m²未満）のある患者［本剤の効果が期待できない。］ Ⅱ-5. 慢性肝炎、薬剤性肝機能障害等の肝機能障害（常染色体優性多発性のう胞腎に合併する肝のう胞を除く）又はその既往歴のある患者［肝障害を増悪させるおそれがある。］ Ⅱ-6. 妊婦又は妊娠している可能性のある婦人（「6.妊婦、産婦、授乳婦等への投与」の項参照）

図1　サムスカ®錠（トルバプタン）の「警告」，「禁忌」の記載

〔大塚製薬株式会社：サムスカ錠，添付文書より〕

4 警告・禁忌

【警告】
1. 本剤による治療を開始するにあたり，患者に本剤の有効性・安全性，息切れ等の副作用の初期症状，非小細胞肺癌の治療法，致命的となる症例があること等について十分に説明し，同意を得た上で投与すること。
2. 本剤の投与により急性肺障害，間質性肺炎があらわれることがあるので，胸部X線検査等を行うなど観察を十分に行い，異常が認められた場合には投与を中止し，適切な処置を行うこと。
   また，急性肺障害や間質性肺炎が本剤の投与初期に発生し，致死的な転帰をたどる例が多いため，少なくとも投与開始後4週間は入院またはそれに準ずる管理の下で，間質性肺炎等の重篤な副作用発現に関する観察を十分に行うこと。
3. 特発性肺線維症，間質性肺炎，じん肺症，放射線肺炎，薬剤性肺炎の合併は，本剤投与中に発現した急性肺障害，間質性肺炎発症後の転帰において，死亡につながる重要な危険因子である。このため，本剤による治療を開始するにあたり，特発性肺線維症，間質性肺炎，じん肺症，放射線肺炎，薬剤性肺炎の合併の有無を確認し，これらの合併症を有する患者に使用する場合には特に注意すること。（「慎重投与」の項参照）
4. 急性肺障害，間質性肺炎による致死的な転帰をたどる例は全身状態の良悪にかかわらず報告されているが，特に全身状態の悪い患者ほど，その発現率及び死亡率が上昇する傾向がある。本剤の投与に際しては患者の状態を慎重に観察するなど，十分に注意すること。（「慎重投与」の項参照）
5. 本剤は，肺癌化学療法に十分な経験をもつ医師が使用するとともに，投与に際しては緊急時に十分に措置できる医療機関で行うこと。（「慎重投与」，「重要な基本的注意」及び「重大な副作用」の項参照）

【禁忌】（次の患者には投与しないこと）
本剤の成分に対し過敏症の既往歴のある患者

【原則禁忌】（次の患者には投与しないことを原則とするが，特に必要とする場合には慎重に投与すること）
妊婦又は妊娠している可能性のある婦人（「妊婦，産婦，授乳婦等への投与」の項参照）

図2　イレッサ®錠（ゲフィチニブ）の「警告」，「禁忌」の記載

〔アストラゼネカ株式会社：イレッサ錠250，添付文書より〕

一方，取るべき行動が多岐にわたる場合は，チクロピジン塩酸塩の「警告」のように，「投与開始後2カ月間は2週に1回の血液検査を行うこと」をはじめとする多項目の注意が，欠かすことのできない情報として示される場合もあります。

2. 警告の根拠

　「警告」は，適正使用に関する医師への情報提供，自覚症状や検査値のモニタリング，患者への初期症状の説明によって重大な副作用の発現を最小限に抑

> 【警告】
> 1. 小児等に本剤を使用する場合，小児等の不整脈治療に熟練した医師が監督すること。基礎心疾患のある場合は，有益性がリスクを上回ると判断される場合にのみ投与すること。
> 2. 新生児及び乳児に使用する際には，生命に危険があり，他の治療で効果がない場合にのみ投与すること。（「小児等への投与」の項参照）

> 【禁忌】（次の患者には投与しないこと）
> 1. 重篤な低血圧あるいは心原性ショックのある患者
>   〔本剤は陰性変力作用ならびに血管拡張作用を有し，血圧を更に低下させることがある。〕
> 2. 高度の徐脈，洞房ブロック，房室ブロック（第Ⅱ，Ⅲ度）のある患者
>   〔本剤は房室結節，洞結節を抑制する作用を有し，刺激伝導を更に悪化させることがある。〕
> 3. 重篤なうっ血性心不全のある患者
>   〔本剤は陰性変力作用を有し，心不全症状を更に悪化させることがある。〕
> 4. 急性心筋梗塞のある患者
>   〔本剤は陰性変力作用を有し，急性心筋梗塞時の心機能を更に悪化させることがある。〕
> 5. 重篤な心筋症のある患者
>   〔本剤は陰性変力作用を有し，心機能を更に悪化させることがある。〕
> 6. β-遮断剤の静注を受けている患者
>   〔「相互作用」の項参照〕
> 7. 本剤の成分に対し過敏症の既往歴のある患者

図3　ワソラン®静注（ベラパミル塩酸塩）の「警告」，「禁忌」の記載

〔エーザイ株式会社：ワソラン静注5mg，添付文書より〕

えるために必要とされる情報です。これはどのようにして設定されているのでしょうか。設定理由が［　］内に簡潔に記載されている場合もありますが，［　］の記載がない場合が多いようです。図1は書き方を工夫すれば［　］で記載できたかもしれません。

　なお，体液貯留に対してサムスカ®錠（トルバプタン）を使用する際の入院管理についての警告（図1アミかけ部分）は，承認審査時に議論されています。審査報告書[2]を作成したPMDAは，投与される患者の心不全の状態が不良で重症であることが想定されることや，米国で警告が記載されていることなどを踏まえ，「『警告』欄を新たに設け，本薬は入院管理下で投与を開始または再開することを注意喚起するよう申請者に求めた」と報告しています（米国の製品情報についてはp.38のコラム参照）。添付文書は承認内容に基づき作成されますが，このように実際に審査報告書に検討結果が報告されていることは比較的

少ないようです。また，医療現場でも審査報告書まで遡って調べることはまれ
でしょう。むしろ，製薬企業が医療機関向けに作成しているインタビュー
フォームが見やすくまとまっており，「Ⅷ. 安全性（使用上の注意等）に関
する項目」で，警告内容とその理由の概要を確認することができます。

3. 警告の追加・変更

図2は現在のイレッサ®錠（ゲフィチニブ）の添付文書からの抜粋ですが，
承認時（2002年7月）には警告の記載はありませんでした。どういった経緯・
手順で記載されるようになったのでしょうか。

ご存知の方も多いと思いますが，本剤の販売開始後から3カ月あまりの間に，
副作用が原因と疑われる死亡11例を含む肺障害の症例が22例報告されました。
そのため，厚生労働省の指導を受けて，製薬企業は2002年10月に緊急安全性情
報（イエローレター）を医療機関に配布しています[3]。製品情報を提供するこ
とは一義的には製薬企業の責任ですが，このように重篤かつ緊急を要する際に
は，厚生労働省からテレビや新聞など報道機関にも周知することで，広く迅速
に医療関係者や国民に情報を届けます（図4）。当時は厚生労働省が症例評価
から安全対策まで一貫して判断していましたが，現在はPMDAが一次評価を
行うため，重大な案件についていかに関係者が密に連携し，厚生労働省が迅速
な対応を取れるのかが重要になっています。

イレッサ®による間質性肺炎の副作用の可能性については，承認当初から添
付文書に記載されていましたが，さらに注意喚起をするため「警告」が新たに
2002年10月に設けられました（図5）。現在の内容とだいぶ異なっているのが
わかります

その後，2004年に現在の警告（図2の「4.」）が追加されました。この背景と
してインタビューフォーム[4]では，市販後に実施した特別調査「イレッサ錠
250プロスペクティブ調査」の結果，「全身状態の悪い患者」が急性肺障害・間
質性肺炎の発症および死亡につながる危険因子であることが新たに検証された
ことを「Ⅷ. 安全性（使用上の注意等）に関する項目」に示しています。一
方，厚生労働省が発出する「使用上の注意の改訂指示」通知ではこの背景は説
明されておらず，「医薬品・医療用具等安全性情報（現 医薬品・医療機器等安
全性情報）」206号で解説されています[5]。このような研究結果の紹介は添付文

肺がん薬で13人死亡
7月承認「イレッサ錠」

7月に世界で初めて日本で承認された肺がん治療薬「ゲフィチニブ」（製品名イレッサ錠250）の副作用で計13人が死亡していたことが分かり、厚生労働省は15日、輸入・販売元のアストラゼネカ社（大阪市北区）に対し、全国の医療機関に緊急安全性情報を出して注意を呼びかけるよう指示した。

厚労省によると、販売開始の7月16日以降、間質性肺炎などの肺障害を起こした患者が計26人（うち13人死亡）報告された。ほとんどが投与開始2週間以内で症状が出ており、同省の会見に同席した日本医科大の工藤翔二教授（呼吸器内科）は「投与初期の厳重な観察が必要だ」と述べた。

ゲフィチニブはがんの増殖、転移に関係する分子を狙い撃ちにする「分子標的治療薬」で、正常細胞をも傷つける抗がん剤より副作用が軽いとされている。

使用者は約7000人、販売実績は約26億円（9月末現在）。海外で承認している国はまだない。最近承認された医薬品では最も話題を集めた薬。【須山勉】

図4 イレッサ®の報道　　〔毎日新聞 2002年10月15日付夕刊記事〕

【警告】
1. 本剤の投与により急性肺障害，間質性肺炎があらわれることがあるので，胸部X線検査等を行うなど観察を十分に行い，異常が認められた場合には投与を中止し，適切な治療を行うこと。
2. 急性肺障害，間質性肺炎等の重篤な副作用が起こることがあり，致命的な経過をたどることがあるので，本剤の投与にあたっては，臨床症状（呼吸状態，咳および発熱等の有無）を十分に観察し，定期的に胸部X線検査を行うこと。また，必要に応じて胸部CT検査，動脈血酸素分圧（PaO_2），肺胞気動脈血酸素分圧較差（$A-aDO_2$），肺拡散能力（DLco）などの検査を行い，急性肺障害，間質性肺炎等が疑われた場合には，直ちに本剤による治療を中止し，ステロイド治療等の適切な処置を行うこと。
3. 本剤を投与するにあたっては，本剤の副作用について患者に十分に説明するとともに，臨床症状（息切れ，呼吸困難，咳および発熱等の有無）を十分に観察し，これらが発現した場合には，速やかに医療機関を受診するように患者に指導すること。

図5　2002年10月に追加されたイレッサ®の「警告」

書の「その他の注意」に記載されています。

　市販後の臨床研究については昨今問題が取り沙汰されましたが，有効性を強調するだけでなく，特に重要な安全性に関する根拠データについても論文や資材などの情報提供と調査・研究の実施が製薬企業の責務となってくるでしょう。また，不適切な臨床研究やその公表が行われたことの反省から，臨床研究の実施の手続き，認定臨床研究審査委員会による審査意見業務の適切な実施のための措置，臨床研究に関する資金等の提供に関する情報の公表制度などを定めるための議論が進められ，臨床研究法が2018年4月1日より施行されています。

禁忌・原則禁忌

1. 禁忌・原則禁忌の趣旨

　禁忌は警告の次に，「禁忌」と「原則禁忌」に分けて記載されます（図2）。「禁忌」には，使用すべきではない患者の状態（症状，原疾患，合併症，既往歴，家族歴，体質など）や併用薬剤が，「〜のある患者」などの形で明記されます。過敏症以外は設定理由を［　］内に簡潔に記載することになっています（表2）。「原則禁忌」は，本来禁忌に相当するが他に有効な治療法がなく治療上の必要性に応じて使用せざるをえない場合に，十分な注意を払い，モニタリング

表2　「禁忌」の記載要領

> **1. 禁忌（次の患者には投与しないこと）**
> (1) 患者の症状，原疾患，合併症，既往歴，家族歴，体質，併用薬剤等からみて投与すべきでない患者を記載すること。なお，投与してはならない理由が異なる場合は，項を分けて記載すること。
> (2) 本項以外にも，禁忌に該当する内容のある場合は，重複して本項にも記載すること。
> (3) 原則として過敏症以外は設定理由を［　］内に簡潔に記載すること。
> (4) 本来，投与禁忌とすべきものであるが，診断あるいは治療上当該医薬品を特に必要とする場合には，［禁忌］とは別に「原則禁忌(次の患者には投与しないことを原則とするが，特に必要とする場合には慎重に投与すること)」として記載すること。なお，「原則禁忌」の記載はむやみに行うべきではなく，「診断あるいは治療上特に必要とする場合」に限定すべきであること。
> (5) 使用に際しての特別の注意，応急対処法があれば簡潔に記載すること。

〔厚生省「医療用医薬品の使用上の注意記載要領について」（平成9年4月25日薬発第607号）より〕

を行いながら投与することを認めているものです。原則禁忌は，2019年4月から運用開始される新しい添付文書では廃止されることが決まっています。これについては第20章を参照してください。

ただし，禁忌や原則禁忌であっても，患者の病態によっては医療上の必要性から投与せざるをえない場合も想定されます。その場合は，他の治療法の有無，危険性と有益性などを患者に十分説明してインフォームドコンセントを得ることが重要です（保険診療上は査定の対象となります）。例えば，2014年に医療事故として問題になったプロポフォールの男児への投与事例では，インフォームドコンセントを十分に取っていなかったのではないかと報道され[6]，また，診療報酬の不正請求に該当するのではないかとの疑義が生じています。

適応外使用などで医薬品を使用する場合には，添付文書だけでは情報が足りないはずですので，医薬品安全管理責任者を中心として十分に情報を整理・検討するよう，日頃から院内の手順と体制を築くことが求められます。

2. 禁忌・原則禁忌の根拠

禁忌を設定した理由については，警告と同様に，審査報告書で経緯が示されている場合とそうでない場合がありますが，インタビューフォームでそれぞれの設定理由を確認することができます。インタビューフォームに記載されていない検討内容が審査報告書に報告されている場合もあります。例えば，サムスカ®（図1下線部）の「妊婦又は妊娠している可能性のある婦人」については，添付文書およびインタビューフォーム[7]において，動物実験（ウサギ）で催奇形性および胚・胎児死亡が報告されており，動物実験（ウサギ，ラット）で胚あるいは胎児移行が報告されたことが示されています。審査報告書[2]でも「妊娠6～11日，特に9～11日までの期間に本薬1,000mg/kg/日を投与することで奇形頻度が高値を示した」など，実施された動物実験の結果や考察が具体的に示されています。一方，「無尿の患者」（図1波線部）を禁忌とした背景は，審査報告書では特に示されていないものの，インタビューフォーム[7]で「（本剤は）腎集合管のバソプレシンV_2-受容体に拮抗し，自由水の再吸収を抑制する水利尿薬であるため」効果が期待できないと解説されています。

設定理由が審査報告書に記載されていない場合でも，実際には製薬企業に対して国は，承認申請時に添付文書案とあわせて「非臨床試験および臨床試験の

4 警告・禁忌

成績に基づき案の設定理由を記載する」ことを求めており[8]，その内容がインタビューフォームの原型ともいえます。

特定生物由来製品における記載

特定生物由来製品については，販売名の前に「特定生物由来製品」と明記したうえで，通知で示された例文に従い，感染症伝播のリスクについて添付文書の冒頭に記載することになっています[9]。枠囲いの色は指定されていませんが，黒を採用している企業が多いようです。特定生物由来製品の指定は厚生労働大臣が薬事・食品衛生審議会の意見を聴いて行うもので，医薬品第一部会・第二部会で承認の可否を審議する際に示されます。

> ### Column ▶ 米国の製品情報・開発情報
>
> 　米国の医薬品情報は，どのような媒体であれ，製薬企業が準備した内容を米国食品医薬品局（FDA）が監修することになっています。日本の添付文書に相当する製品情報は"Labeling"とよばれます。簡略化してLabelと表記されることもありますが，法律〔Code of Federal Regulations Title 21 Food and Drugs（CFR21）〕ではLabelは「表示」のことです。LabelingはFDAのWebサイトでも検索できますが，DailyMed（米国国立医学図書館が運営。https://dailymed.nlm.nih.gov/）のほうが容器包装の表示画像も一緒に確認することができて便利です。一般の人でも入手できる状態にありますが，位置づけとしては日本と同様に医療専門家向けの情報になります。
>
> 　米国の製品情報においては，2000年に導入された"Boxed warning"[10]が「警告」と同等の役割であるとみなすことができます（黒い枠で囲まれることからBlack box warningともよばれます）。これはむしろ，日本では1997年から記載されている赤枠の「警告」にならった手法です。2004年にFDAが，抗うつ薬を小児に使用することで自殺念慮・自殺企

図のリスクが上がることをBlack box warningとして記載するよう義務づけて注目されました[11]。

　ところで米国の場合，企業向けガイダンス案が公表されてしばらく運用してから正式なガイダンスになるのが普通です。米国で，日本の「使用上の注意記載要領」に相当する警告・禁忌などの書き方を指示した企業向けガイダンス案が公式なガイダンスとなったのは比較的最近で，2011年のことです[12]。

　また，本文で紹介した臨床研究法により，日本でも臨床試験を臨床研究データベース（UMIN，JAPIC，日本医師会治験促進センターのいずれか）に登録することが法的に求められることになりました。米国では以前からClinicalTrial.gov（米国国立医学図書館が運営。https://clinicaltrials.gov/）に臨床研究が登録されています。臨床研究実施者がこうした公的なWebサイトで公開情報を提供することにより，治療法を模索している患者や医師が被験者募集中の研究を探したり，すでに類似の研究が行われていないかどうかを研究者が確認したりするのに使用することが可能になります。研究結果の登録まで行うことで，研究者にとって好ましい結果だけが論文化されるような報告バイアスを低減し，施設内倫理委員会による臨床研究の適切性評価に役立つことが期待されています。

5 組成・性状
医薬品は有効成分と添加物でできている

　有効成分がなければ医薬品とはいえません。一方，最近新しく導入された機能性表示食品やいわゆるサプリメントは，あくまでも食品です。その食品としての表示で義務づけられているのが，添加物を含む原材料と熱量・たんぱく質・脂質・炭水化物・ナトリウム（食品表示法），そして記載してもよいとされているのが栄養成分（ミネラル5種とビタミン12種類，n-3系脂肪酸，ビタミンK，カリウム）です。

　医薬品にとっては有効成分が最も重要ですが，製剤工夫のためのさまざまな添加物も含まれています。本章では添付文書での医薬品を構成する物質の記載について紹介します。

医薬品を構成する成分

1. 有効成分と原薬

　いわゆる創薬，新しい有効成分の研究開発については第6章で紹介することとして，ここでは添付文書での記載について説明します。有効成分とは，目的とする薬理効果を示す化学成分で，図1〜4のように添加物と区別してその名称と含量が示されます。

　製造工程の初期段階において，この有効成分を原薬と呼びますが，医薬品の核となる原薬を製造する際の品質確保も重要なポイントです。原薬の品質確保については，「医薬品及び医薬部外品の製造管理及び品質管理規則」（平成11年厚生省令第16号）などの規制が定められています。また，医薬品規制調和国際会議（ICH）で2001年にとりまとめられた「原薬GMPガイドライン」は，原薬の原材料などの受け入れ，製造，包装，再包装，表示，再表示，品質管理，出荷，保管・流通およびその他関連する管理に関する作業のすべての指針を示したもので，これを踏まえ，法改正も行われています。2005年4月の薬事法改正から「原薬等登録原簿制度」（マスターファイル制度）も始まり，原薬に関する欧米との規制の調和が図られました。これは原薬などの製造業者が，その

製造方法，製造管理，品質管理に関するノウハウを含む情報をあらかじめPMDAへ登録する仕組みで，これにより原薬などの製造業者から製薬企業に開示する情報は最低限の内容だけでよいことになりました（知的財産保護のため。マスターファイル登録を行わない場合は，従来どおり，承認申請時に原薬製造に関する資料を提示する必要があります）。なお，原料の原産地表示を求められている食品[a]と異なり，医薬品の原薬などの製造場所（国）は添付文書の記載事項ではありません。

審査報告書やインタビューフォームの「開発の経緯」の項目には，その有効成分がどのような意図で探索・創成され，医薬品として開発されてきたのかが紹介されています。また，物理化学的特性については，添付文書の最後のほうに「理化学的知見」として示されています（第19章参照）。

2. 日本薬局方（Japanese Pharmacopoeia；JP）

日本薬局方は，公的・公共・公開の医薬品品質規範書という基本方針が示されています。公的とは，国が作成しているということからきていますが，医薬品の品質を適正に確保するために必要な規格・基準および標準的試験法などを示しており，行政関係者・医療関係者・薬学関係者が作成に携わって5年ごとに改正が行われています。厚生労働省や国立医薬品食品衛生研究所，PMDAで公開されています。日本薬局方には，保険医療上重要な医薬品として，有効性および安全性に優れ，医療上の必要性が高く，国内外で広く使用されているものが収載されます。現在は第17改正（2016年）になりますが，学問・技術の進歩と医療需要に応じて新たに成分を収載したり逆に削除したりする作業が定期的に行われていて，追補という形で情報が更新されています。第17改正についても2017年12月に第一追補が公開されました。

日本薬局方が初めて作成された1886年（明治19年）当時は468品目が収載さ

---

a) これまでは原則として，（1）原産地に由来する原料の品質の差異が加工食品としての品質に大きく反映されると一般に認識されている品目，（2）製品の原材料に占める主原料である農畜水産物の重量の割合が50%以上である商品，の要件を満たす食品について原料の原産地表示が義務づけられていました。さらに2017年9月1日に施行された食品表示基準の一部改正（平成29年9月1日内閣府令第43号）において，一定の要件を満たす加工食品を対象に，国別重量順で表示することとなりました。これには5年の経過措置を設けることとなっています。

5 組成・性状

販　売　名	アスベリン錠10	アスベリン錠20	アスベリン散10%
成分・含量	日局　チペピジンヒベンズ酸塩（チペピジンクエン酸塩相当量）		
	1錠中		1g中
	11.07mg(10mg)	22.14mg(20mg)	110.7mg(100mg)
添加物	黄色5号、ステアリン酸マグネシウム、タルク、デキストリン、トウモロコシデンプン、乳糖水和物	黄色5号、ステアリン酸マグネシウム、デキストリン、トウモロコシデンプン、二酸化ケイ素、乳糖水和物	黄色5号、デキストリン、二酸化ケイ素、乳糖水和物
剤　　形	素錠		微粒状の散剤
色　　調	うすいだいだい色		だいだい色
外　　形	TA104	TA105	
サイズ(mm)	直径：7.0 厚さ：2.7	直径：7.0 厚さ：3.2	
重　さ(g)	0.11	0.14	
識別コード	TA104	TA105	

販　売　名	アスベリンドライシロップ2%	アスベリンシロップ0.5%	アスベリンシロップ〔調剤用〕2%
成分・含量	日局　チペピジンヒベンズ酸塩（チペピジンクエン酸塩相当量）		
	1g中	1mL中	
	22.1mg(20mg)	5.54mg(5mg)	22.14mg(20mg)
添加物	塩化ナトリウム、黄色5号、二酸化ケイ素、乳糖水和物、ブドウ糖、フマル酸ナトリウム、ポビドンその他の添加物として香料にバニリン、エチルバニリンを含有する	安息香酸ナトリウム、クエン酸、クエン酸ナトリウム、グリセリン脂肪酸エステル、サッカリンナトリウム、ショ糖脂肪酸エステル、シリコーン樹脂、ステアリン酸ポリオキシル、ソルビタン脂肪酸エステル、D-ソルビトール、ブチルパラベン、プロピルパラベンその他の添加物として香料にエタノール、バニリン、プロピレングリコールを含有する	
剤　　形	微粒状の散剤	懸濁液	
色　　調	だいだい色	白色～淡黄灰白色	
pH		4.3～5.5	
製剤の性状		芳香性、甘味	

図1　アスベリン®（チペピジンヒベンズ酸塩）の「組成・性状」の記載

〔田辺三菱製薬株式会社：アスベリン，添付文書より〕

ネオーラル内用液10%	成分・含量	1瓶（50mL）中シクロスポリン（日局）5.0g〔内用液1mLはシクロスポリン100mgに相当する〕
	添加物	グリセリン脂肪酸エステル、プロピレングリコール、エタノール、ポリオキシエチレン硬化ヒマシ油、トコフェロール
	性状	微黄色～微黄褐色澄明の油状の液で、粘性があり特異なにおいがある。

図2　ネオーラル®（シクロスポリン）の「組成・性状」の記載

〔ノバルティスファーマ株式会社：ネオーラル，添付文書より〕

れ，第17改正では1,962品目[b]まで増加しています。後発医薬品の品質の統一にも活用されることから，第16改正（2011年）からは承認後一定の期間を経た後に，一定の情報を収集することが可能となり次第速やかに収載することになりました。

　日本薬局方収載品目は，そうであることがわかるよう添付文書や容器包装に

---

b）販売を中止した経過措置期間中のものもあるため，日本において承認されている医薬品の正確な成分数を特定することは難しいですが，2012年時点で薬価基準収載医薬品には3,843成分あるとの報告があります（脇本大徳，他：日本の医療用医薬品数と置き換え可能薬の割合．薬理と治療，41：639-647，2013）。

5 組成・性状

	タケプロンOD錠 15	タケプロンOD錠 30
1錠中の有効成分	ランソプラゾール 15mg	ランソプラゾール 30mg
剤　形	素錠（腸溶性細粒を含む口腔内崩壊錠）	
錠剤の色	白色〜帯黄白色の素錠で赤橙色〜暗褐色の斑点がある。	
識別コード	⚠212	⚠213
形　状	上面　下面　側面	上面　下面　側面
直径(mm)	8.5	11.5
厚さ(mm)	4.6	4.9

図3　タケプロン®（ランソプラゾール）の「組成・性状」の記載

〔武田薬品工業株式会社：タケプロン，添付文書より〕

販売名	外形 (mm) 上面／下面／側面	識別コード	色調等	剤形写真
ノルバスク錠 2.5 mg	6.0／6.0／3.0	—	白色フィルムコーティング錠	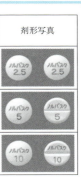
ノルバスク錠 5 mg	8.0／8.0／3.7	—	白色フィルムコーティング錠 割線入り	
ノルバスク錠 10 mg	8.4／8.4／4.0	—	白色フィルムコーティング錠 割線入り	

図4　ノルバスク®（アムロジピンベシル酸塩）の「組成・性状」の記載と剤形写真

〔ファイザー株式会社：ノルバスク，添付文書，くすりのしおりより〕

「日本薬局方」，「日局」，「J・P」という表記をすることになっています。また，日本薬局方に収載されていないという意味で「局外規」とよばれる規格・基準には，日本薬局方外医薬品規格，日本薬局方外生薬規格，医薬品添加物規格などがあります。

3. 医薬品の添加物

　添加物というと，食品をイメージすることが普通だと思います。なぜなら加

5 組成・性状

工食品には表示義務が定められていて，購入時に添加物を確認できるように
なっており，よく見かけるからです。最近では食品アレルギーのある方に配慮
して，卵・エビ・カニなど材料として含まれていなくても，食品製造工場で使
用していれば記載しているケースもあります。一方，医薬品については，患者
さんが薬局や院内で薬を受け取る際に添加物まで確認できていないのが現状で
す。しかし，現実には卵，トウモロコシ，ゼラチン，アルコールなどに対する
アレルギーをもつ患者さんもいます。問診票に選択肢を用意するなど，患者さ
んが答えやすくなるような工夫があってもよいでしょう。

　添加物とは，製剤に含まれる有効成分以外の物質のことを指します。医薬品
の場合，有効成分はごく微量で薬効を示しますから，例えば図1のアスベリン®
のように，重量110mgの錠剤中の有効成分の含有量は11mg，シロップ剤1g中
には有効成分20mgなど，有効成分を除いた製剤の大部分が添加物となります。
第17改正日本薬局方では添加物について，「製剤に含まれる有効成分以外の物
質で，有効成分および製剤の有用性を高める，製剤化を容易にする，品質の安
定化を図る，または使用性を向上させるなどの目的で用いられる」と定義して
います。用途により，賦形剤（医薬品のかさを増す），安定剤（成分を均一に
保つ），保存剤（微生物の増殖を抑える），緩衝剤（pHを一定に保つ），矯味剤
（苦みを改善する），溶解補助剤（水に溶けやすくする），粘稠剤（粘性を高め
る）などとよばれ，企業が医薬品の承認申請をする際には添加物の用途につい
ても明示することが求められています。

　これに対して，医療現場への添加物の情報提供は，2001年に製薬企業の自主
申し合わせとして，製剤に含まれるすべての添加物成分名を添付文書などの資
材に記載することになっています[1]。これを受けて厚生労働省では，市販後の情
報提供として添加物の名称とあわせて用途を記載してもよいとしていますが[2]，
実際には添付文書やインタビューフォームには物質名のみ記載し用途まで記載
されていることは少ないようです。なお，この自主申し合わせにあわせて添付
文書の記載を変更した場合も改訂として扱います（第2章参照。改訂箇所に
「＊」などの印を付けて改訂年月を示す。通称「自主改訂」）。

　どの添加物を使用するかは，製薬企業が製剤化を検討する段階で有効成分の
特性，投与経路，剤形などを考慮して選ばれます。用いる添加物は，その製剤
の投与量において薬理作用を示さず，無害でなくてはならず，また有効成分の

44

表1 注意が必要な添加物の例

添加物名	注意を要する患者	製剤例
カゼイン* 脱脂粉乳 （カゼイン含む）	牛乳アレルギーの患者	乳酸菌製剤（培地に脱脂粉乳を使用していなければ可），抗菌薬，ミルマグ®など
ゼラチン	ゼラチンアレルギーの患者 豚由来の場合はイスラム教徒	カプセル製剤全般
大豆レシチン*	大豆アレルギーの患者	スチバーガ®錠など
卵黄レシチン	卵アレルギーの患者	ディプリバン®注など
トウモロコシデンプン	トウモロコシアレルギーの患者	アーチスト®錠，アスベリン®錠など多数
ベンジルアルコール	新生児	ピドキサール®注

＊：栄養剤の有効成分としても用いられる。

治療効果を妨げるものであってはならないと定義されています。近年ではアレルギーなどの有害反応を引き起こす成分の見直しが進んでいますが，注意を払う必要があります（表1）。

Column ▶ 食品の添加物

　歴史的にその国独自で使用されるような添加物もありますが，グローバル展開する製薬企業にとっては各国で別々の対応をするのは大変ですので，医薬品の規制を検討しているICHと国際医薬品添加剤協議会が協力し国際調和も進められています。一方，食品添加物についても，人の健康を損なうおそれのない場合に限り，成分の規格や使用の基準を定めたうえで，原則として厚生労働大臣が指定したものだけが使用を認められています[4]。保存料，甘味料，着色料，香料などがあり，加工食品の原材料として記載されていますので購入時に確認できます。日本薬局方のような公定書があり，現在，第9版食品添加物公定書（厚生労働省・消費者庁，2018年）が最新版です。この公定書に収載されている添加物も医薬品に使用されています。

5 組成・性状

　医薬品で使用される添加物は,「医薬品添加物事典2016」[3)]に収載されているものがほとんどです。ここに収載されている添加物（1,394品目）は, いままでに日本で使用経験があるもので, ここに記載された投与経路, 最大使用量の範囲内で使用する場合は, 承認申請時に添加物に関する安全性などのデータの提示が不要となっています。しかし, 使用前例のない成分を添加物として使用する場合は, 起源または発見の経緯, および外国における使用状況などに関する資料, 製造方法ならびに規格および試験方法に関する資料, 安定性に関する資料, 毒性（単回投与毒性, 反復投与毒性, 生殖発生毒性, 遺伝毒性）に関する資料など, 安全性に関する試験データを厚生労働省に提出し, 審査を受ける必要があります。また, 使用前例がある成分でも, 投与経路や使用量が異なる場合は追加データが求められます。こうした考え方は海外でも同様で,「Handbook of Pharmaceutical Excipients」（医薬品添加物ハンドブック：米国薬剤師会および英国薬学会による共同出版物）が参照されています。

　なお, 使用実態の多い医薬品添加物について, 日本医薬品添加剤協会では添加物の最大使用量, 毒性試験, ヒトにおける知見などの安全性データを公表しています（http://www.jpec.gr.jp/database/safety.html）。

医薬品の見た目

1. 製剤の性状

　添付文書には製剤の組成とともに, 剤形や色, 大きさなどの性状も記載されています（図1）。味やにおいなどの特徴があれば, それも記載します（図2）。剤形は日本薬局方の製剤総則の記載に準じますが, それにとらわれず図3のように記載されることもあります。錠剤, カプセル剤は直径や厚みなどの大きさを示すことが望ましいとされており, 注射剤は水性注射液のpHおよび浸透圧比の記載が求められています。錠剤に割線を設けている場合は, 図4のように割線があることを図示します。

2. 製剤写真

　製薬企業が提供している患者さん向け資材として「患者向医薬品ガイド」があります。すべての医薬品に作成されるものではありませんが, 製剤の性状の

情報や写真が記載されています。また，患者さんに説明する際は，薬歴システムやレセプトコンピュータなどに搭載されている医薬品情報書の製剤写真を用いて説明することで，患者さん自身が何を使っているのか視覚的に認識できます。システム化されていない場合でもインターネットを用いて製薬企業各社のWebサイトや，くすりの適正使用協議会「くすりのしおり®」(http://www.rad-ar.or.jp/siori/) から製剤写真を入手することができます。

Column ▶ 製剤の工夫

　創薬技術とともに，製剤技術も日々進歩しています。すでに調剤の現場で見かけるようになっていると思いますが，錠剤一つひとつに印字することも可能になりました。PTPシートから取り出して一包化した後でも，どの錠剤がどの薬かがひと目で判別できるような工夫に，各社が取り組んでいます。また，後発医薬品の剤形工夫も活発です。カプセル剤から小粒の錠剤（例：セフジニル），錠剤から液剤（例：ゾルピデム）への剤形変更も行われています。

Column ▶ 審査報告書

　薬機法第14条の2第1項で，厚生労働大臣はPMDAに承認のための審査や調査を行わせることができると規定されており，医薬品の薬事承認の申請から薬価収載されるまでの流れ（本書巻頭，p.xiiの図）にあるように，製薬企業が提出した資料をPMDAが科学的な視点で評価します。PMDAは同条第5項の規定により，審査結果を厚生労働大臣に通知するよう定められており，審査報告書もこれに当たります。また，PMDAの評価を参考にして厚生労働省の審議会で承認の可否が審議され，その結果は審議結果報告書として公表され，審査報告書とともにPMDAの

5 組成・性状

「医療用医薬品情報検索」から検索して入手することができます。PMDAが設立された2004年頃の審査報告書と比べてみると，目次があるなど資料として見やすく内容も充実してきたことがわかります。

　審査報告書では，起源や開発の経緯，品質に関する資料，臨床に関する資料（用法・用量，有効性，安全性），適合性調査結果などがまとめられています。企業が提出したデータの概要を述べ，それに対するPMDAの見解を示しています。疑義があれば，その内容とそれに対する企業の回答が示されます。近年，アジア諸国のなかでは日本の審査報告書をその国の薬事承認の可否の議論に参照している国も増えてきました。

Memo

6 効能・効果
企業の開発戦略も踏まえて

　疾患や症状に対して効果が認められているからこそ医薬品は医療現場で使用されますが，その際は原則として，承認内容として認められた範囲のなかでその使い方を決定していくことになります。製薬企業が承認申請する時点で，企業が希望する効能・効果が提示されますが，実際には，特に新薬については，申請前にPMDAに相談するのが普通です。どのような疾患の治療に用いられる薬を開発するのかという方針を製薬企業はもっており，期待できる候補物質のより具体的な適応疾患を研究開発の段階から検討しています。本章では，添付文書の「効能・効果」の記載，つまり承認された効能・効果の記載について，その背景にある企業の開発過程とともに紹介します。

効能・効果の設定

1. 承認された効能・効果

　添付文書の「効能・効果」は承認を受けた効能または効果を正確に記載する箇所です。再審査・再評価の終了した医薬品は，再審査・再評価の結果に基づき効能・効果が修正される場合もあります。また，重大な副作用や医療事故を防止するうえで必要な情報は，この項目に続けて「効能・効果に関連する使用上の注意」として，承認を受けた効能または効果とは区別して記載することになっています（図1）。もちろんその内容は，承認までに得られた知見やその他の医学的な根拠に基づく記載になります。また，より詳細な背景情報を別の項目に記載している場合は，「〜の項参照」としておきます。

　効能または効果が複数ありそれぞれに用法および用量が定められている場合は，順番を統一するなどして見やすく記載されるようになっています。

　添付文書に書かれている効能・効果の記述はあっさりとしたものです。例えば図1のサインバルタ®（デュロキセチン塩酸塩）の場合，PMDAの審査報告書（2015年4月10日）に記載されている「1. うつ病・うつ状態，2. 糖尿病性神経障害に伴う疼痛，3. 線維筋痛症に伴う疼痛」は，その後の審議でも変更なく

承認され，そのままの内容で添付文書に記載されました（その後，2016年に慢性腰痛症と変形性関節症の適応が追加）。また，レパーサ®（エボロクマブ）の効能・効果は「家族性高コレステロール血症，高コレステロール血症」ですが，これに続けて「ただし，心血管イベントの発現リスクが高く，HMG-CoA還元酵素阻害剤で効果不十分な場合に限る」と但し書きがあります。これは前述した「効能・効果に関連する使用上の注意」ではなく，効能・効果の欄に記載され，さらに保険適用のための留意事項としても通知されています（第19章参照）。

2. 臨床開発

　さて，新薬を開発する企業はどの段階で効能・効果を決めているのでしょうか？　新薬の開発費は200〜300億円ともいわれてきましたが，なかには1,000億円以上かかる場合もあるといわれています。しかし，期待された効果が示されない，重大な副作用のおそれがあるなどの理由から，莫大な費用をかけてき

【効能・効果】
○ うつ病・うつ状態
○ 下記疾患に伴う疼痛
　　糖尿病性神経障害
　　線維筋痛症
　　慢性腰痛症
　　変形性関節症

〈効能・効果に関連する使用上の注意〉
1. 抗うつ剤の投与により，24歳以下の患者で，自殺念慮，自殺企図のリスクが増加するとの報告があるため，本剤の投与にあたっては，リスクとベネフィットを考慮すること。[「その他の注意」の項参照]
2. 海外で実施された7〜17歳の大うつ病性障害患者を対象としたプラセボ対照臨床試験において有効性が確認できなかったとの報告がある。本剤を18歳未満の大うつ病性障害患者に投与する際には適応を慎重に検討すること。[「小児等への投与」の項参照]
3. 線維筋痛症の診断は，米国リウマチ学会の分類（診断）基準等の国際的な基準に基づき慎重に実施し，確定診断された場合にのみ投与すること。
（以下略）

図1　サインバルタ®（デュロキセチン塩酸塩）の「効能・効果」の記載

〔塩野義製薬株式会社：サインバルタカプセル，添付文書より〕

6 効能・効果

たのに臨床試験の途中で開発が中止になることもあります。これは企業にとって大変厳しい結果です（表1）。そうした開発の失敗を最小化するためにも，その前段階での対象疾患・対象患者の見極めが重要になります。

　ある疾患や患者群に有効だと仮定していたこと（製品としてのコンセプト）を証明する手段が治験です。Proof of Concept（POC）とは，概念実証やコンセプトの証明と訳されることがありますが，医薬品の開発においては特に第1相試験や第2相試験の段階を指します（表2）。

（1）第1相

　第1相では，主に健常人を対象として，最小限の投与量から開始し少しずつ投与量を上げたり（漸増法），反復投与を行うなどして，主に治験薬の安全性と薬物の体内動態を確認します。すなわち，少数の症例を対象に副作用の発現など安全性や，その副作用などは患者が耐えられる程度のものなのかという忍容性の推測を行ったり，動物試験で推測された情報をもとにヒトでの薬物動態の確認や，用量設定の参考となる薬力学的な評価を行ったりします。

　ただし抗がん薬は毒性が強い場合が多いため，健常人への投与を避けて，第1相の段階から患者を対象として行います。そのため薬効も同時に確認します。また，例えばフィニバックス®（ドリペネム）などのような腎排泄型の成分でも，腎機能障害をもつ患者での単回投与試験を行うことがあります。さらに，ザイヤフレックス®（注射用コラゲナーゼ）はデュピュイトラン拘縮の原因となっている拘縮索のみに投与するので，第1相では投与後の体内曝露の状況と安全性を確認することを目的として，患者を対象として治験を行いました[1]。このように薬の特性に応じて試験デザインが検討されています。ヒトに初めて投与する臨床試験はfirst in human trialとよばれます（第7章参照）。

　動物を用いた試験で有効性と安全性が確認されても，ヒトでは異なる場合がよくあります。臨床試験で成功するには，前臨床の段階で臨床の結果とより高い関連性を示すモデルを取り入れることが理想ですが，絶対にこのほうが正しいというものはなく，異種移植モデルや細胞培養系のモデルの活用など，*in vitro*から*in vivo*への移行の考え方についてはさまざまな観点でいまも議論が行われています。今後はiPS細胞の活用も期待されています。

　有望な化合物に対して期待する適応疾患や症状は，*in vivo*，*in vitro*や動物実験データを踏まえたうえで，新しい治療薬に対するニーズや企業の開発に対

表1 第3相試験で有効な結果が得られなかった候補成分の例（非小細胞肺がん）

候補成分	開発企業	標的（ターゲット）
Bexarotene	エーザイ	レチノイドX受容体
Sorafenib	バイエル/オニキス	多標的キナーゼ
Vanetanib	アストラゼネカ	多標的キナーゼ
Bevacizumab	ロシュ/ジェネンテック	血管内皮細胞増殖因子（VEGF）
Cediranib	アストラゼネカ	血管内皮細胞増殖因子（VEGF）
Figitumumab	ファイザー	インスリン様成長因子1受容体
Lonafarinib	シェリング・プラウ	ファルネシルトランスフェラーゼ
PFS3512676	ファイザー	Toll様受容体9
Vadimezan	アンティゾーマ/ノバルティス	腫瘍血管

表2 臨床試験の段階と目的

段階	目的	内容
第1相 （主に臨床薬理試験）	・初期の安全性および忍容性の推測 ・薬物動態の確認 ・薬力学的な評価 ・初期の薬効評価	非臨床試験の成績に基づき，治験薬を初めてヒトに投与する。通常，少数の健康な成人男性（抗がん薬などの毒性の強い薬物については患者）を対象として，少量の薬物投与から開始し，治験薬の安全性や治験薬の薬物動態のデータを取得する。
第2相 （主に探索的試験）	・患者における治療効果の探索 ・最適な用法・用量の探索（用量の漸増デザイン，並行用量反応） ・エンドポイント，治療方法，対象患者の評価	第1相試験で安全性が確認された用量の範囲で治験薬を実際に患者に投与し，投与量と治療効果を探索的に確認する。用法・用量設定のためのデータを取得する。
第3相 （主に検証的試験）	・治療上の利益を証明または確認（承認の根拠データ） ・長期投与，高齢者への投与，他剤との併用などの評価	第2相試験のデータをもとに多数の被験者に対して治験薬を投与し，第2相試験よりも詳細な情報を集め，実際の治療に近い形で有効性と安全性を確認する。標準的な治療薬との二重盲検試験や長期投与時の安全性確認試験が行われる場合もある。
第4相 （承認後の補完的試験）	・薬物相互作用，用量－反応，安全性など追加の評価 ・承認された適応疾患における使用の評価	第3相試験までに確認することの難しい評価項目や市販後に検討が必要となった有効性・安全性に関する事項について製造販売後臨床試験として実施する。

6 効能・効果

する考え方次第で変わります。そのため，治験への患者組み入れの考え方も異なってきますが，第1相から患者を対象に治験を行う抗がん薬などの場合，第1相で検証するコンセプトを厳しめに定義することは後続の治験における失敗を防ぐ可能性があります。一方で，やはり第1相で探索的に投与量，投与頻度，PK/PDなど第2相につながるデータを積み重ねることが必要な場合もあります。

(2) 第2相・第3相

　第2相はPOCの主たる試験で，患者を対象として有効性がみられるかどうか，また安全性に問題がないかを検討します。また，前述したように投与量を漸増させたり患者群ごとに投与量を変えたりして，最適な用法・用量を探索します。あらかじめ設定した治療効果の評価指標を達成しているかどうか，治療方法や対象患者の妥当性を評価します。

　第3相は主に検証的試験で，特に承認可否の根拠となる臨床データを生み出した治験をpivotal trialと呼ぶことがあります。また，個々の薬の使用方法の特性に応じて，長期投与，高齢者への投与，他剤との併用などの評価を第3相で行います。

　こうした多くの治験結果に基づき企業が申請し，PMDAが「承認して差し支えない」と厚生労働省へ報告したとしても，厚生労働省の審議の段階で疑義が示されることがあります。例えば，2015年2月に開催された薬事・食品衛生審議会（薬食審）医薬品第一部会では，経口抗凝固薬イグザレルト®（リバーロキサバン）の深部静脈血栓症，肺血栓塞栓症の適応追加に対して，「国内第3相試験の少数例での検討結果をもって，日本人の安全性を評価することで十分とは思われない」という指摘があり，承認が保留されました。警告欄などで十分な注意喚起を記載するという追加の措置がとられたうえで，深部静脈血栓症，肺血栓塞栓症の効能追加が同年8月に承認されています。

　最近では国際共同試験も増えていますが，全体として規模が大きくても日本人患者の治験への組み入れ人数が少ない場合もあり，過去の承認審査の経験なども踏まえて，日本人での有効性・安全性を総合的に評価して承認が判断されています。

承認取得・適応追加に向けた支援

1. 医療上の必要性の高い未承認薬・適応外薬検討会議

　2000年頃から，欧米で承認されている医薬品が日本で承認されていない，承認されるのが遅いという問題が指摘されるようになりました（ドラッグラグ）。実際，1999〜2007年に米国，EU，日本のいずれかで承認された新医薬品は約400あり，そのうち約90％が米国，EUで承認されているのに対し，日本で承認されている薬剤は約半数だったといわれています[2]。また，医薬品として承認されていても，欧米での適応範囲より狭かったり，小児の適応がなかったりすることも課題としてあげられていました。そこで2009年，国をあげた対応策として「医療上の必要性の高い未承認薬・適応外薬検討会議」を薬食審の下に設置し，企業による承認取得の後押しを始めました。まず学会や患者団体などから要望を受け付け，検討会議で精査し，医療上の必要性が高いと認められた有効成分について，国内に開発企業があれば開発を要請し，ない場合は開発企業を募集するというものです（図2）。

　国による開発支援としては，①希少疾病用医薬品指定，②公知申請への妥当性を確認，③承認申請のために実施が必要な試験の妥当性を確認，という方法がとられます。また，製薬業界が設立した未承認薬等開発支援センターでは，

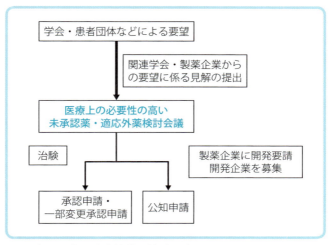

図2　未承認薬・適応外薬の検討の流れ

6 効能・効果

資金補助や業務支援などの開発支援を行っています。さらに日本医師会治験促進センターでは，被験者登録の難しい医師主導治験の支援を通じて，企業の承認取得を後押ししています。こうしたさまざまな開発支援が200以上の医薬品の適応追加や承認取得につながり，ドラッグラグの解消に貢献しているといえます。

ただし，表に出てこない課題として，新薬の開発段階における遅れがあります。確実に市場に出て治療に役立つような有効成分は，欧米での開発が先行していることや，新薬開発プロジェクトの絶対数において，1990年後半〜2010年頃にかけて欧米と日本との差が広がっているともいわれています。未承認薬などの対応のために検討会議を設置し，今後は世界に先駆けた新薬承認も視野に入れようとしていますが，一方で，こうした開発段階のラグがあるのであれば問題が根本的に解決されているとはいえないという見方もあります。

さて，検討会議設置から5年以上が経過し，重複を除いた学会や患者団体などからの要望件数は，第1回の募集に対して374件（2009年6〜8月），第2回募集290件（2011年8〜9月），第3回募集168件（2013年8月〜2015年6月）と減少し，要望は解消されつつあります。そこで，2015年7月1日からの第4回募集開始にあたり，ドラッグラグ解消に加えて新薬開発を促進するため，要望の対象が拡大されました。要望の区分として未承認薬，適応外薬に加えて「未承認薬迅速実用化スキーム対象品目」が設けられ，世界に先駆けて日本が開発する可能性を広げています（表3）。2017年6月末までに受け付けられた第4回要望は32件で，評価されたものから順次，企業へ開発要請を行うか，開発企業の募集を行っています。

2. 公知申請

医薬品が承認された効能・効果，用法・用量以外の目的や投与方法によって使用されている場合（適応外使用），当該適応外使用に十分な科学的根拠のあるものについては医療のなかでより適切に使用されるために，その適応外使用に関する効能・効果，用法・用量について薬事承認を受けるべきであると示されています[3]。そして，表4に掲げる場合は，治験の全部または一部を省略し「医学薬学上公知であると認められる」として医薬品を承認申請できる場合があると示されています。これがいわゆる公知申請です。企業は申請前に

表3　未承認薬・適応外薬の要望の要件

①未承認薬
　欧米等6カ国（米，英，独，仏，加，豪）のいずれかの国で承認されていること。
②適応外薬
　欧米等6カ国（米，英，独，仏，加，豪）のいずれかの国で承認（一定のエビデンスに基づき特定の用法・用量で広く使用されている場合を含む）されていること。
③**未承認薬迅速実用化スキーム対象品目**
　欧米等6カ国（米，英，独，仏，加，豪）のいずれの国でも未承認薬であるが，一定の要件を満たしていること。

次の（1）および（2）の両方に該当し，「医療上の必要性が高い」こと。
（1）適応疾病の重篤性が次のいずれかの場合
　　ア 生命の重大な影響がある疾患（致死的な疾患）
　　イ 病気の進行が不可逆的で，日常生活に著しい影響を及ぼす疾患
　　ウ その他日常生活に著しい影響を及ぼす疾患
（2）医療上の有用性が次のいずれかの場合
　　〈未承認薬，適応外薬〉
　　ア 既存の療法が国内にない
　　イ 欧米等の臨床試験において有効性・安全性等が既存の療法と比べて明らかに優れている
　　ウ 欧米等において標準的療法に位置づけられており，国内外の医療環境の違い等を踏まえても国内における有用性が期待できると考えられる
　　〈**未承認薬迅速実用化スキーム対象品目**〉
　　ア 既存の療法が国内にない
　　イ 国内外の臨床試験において有効性・安全性等が既存の療法と比べて明らかに優れている

表4　医学薬学上公知と認められる可能性のある場合

・外国において，既に当該効能又は効果等により承認され，医療における相当の使用実績があり，その審査当局に対する承認申請に添付されている資料が入手できる場合
・外国において，既に当該効能又は効果等により承認され，医療における相当の使用実績があり，国際的に信頼できる学術雑誌に掲載された科学的根拠となり得る論文又は国際機関で評価された総説等がある場合
・公的な研究事業の委託研究等により実施されるなどその実施に係る倫理性，科学性及び信頼性が確認し得る臨床試験の試験成績がある場合

〔厚生省「適応外使用に係る医療用医薬品の取扱いについて」
（平成11年2月1日研第4号・医薬審第104号）より〕

6 効能・効果

PMDAに相談することが求められています。

また，前述の検討会議において検討され，薬食審において公知申請でよいと事前評価されたうえで承認申請を行う場合もあります。図3の例のとおり，事前評価の結果として，より適切な患者に使用されるよう，当初学会などが要望していた効能・効果が修正される場合もあります。検討会議は事前評価で，要望内容における医療上の必要性（適応疾病の重篤性，医療上の有用性），米英仏独加豪の6カ国における承認および開発状況，標準的使用状況（ガイドラインなど），海外臨床試験成績，国内外の文献など，日本における使用実態など，本来申請企業が行うような情報の整理をしています。そして収集された情報に基づき，外国人および日本人における有効性・安全性の総合評価を行い，公知申請の妥当性を判断します。例えばアミトリプチリン塩酸塩の公知申請については，その根拠として海外の臨床成績や国内外のガイドラインでの記載などが示されています。その他に，効能・効果，用法・用量の妥当性が示され，また，

1．要望内容の概略について

要望された医薬品	一般名：アミトリプチリン塩酸塩	
	販売名：トリプタノール錠10，同錠25	
	会社名：日医工株式会社	
要望者名	日本ペインクリニック学会 厚生労働省がん性疼痛H21-3次がん-一般-011研究班	
要望内容	効能・効果	神経障害性疼痛
	用法・用量	アミトリプチリン塩酸塩として，通常成人1日30〜75mgを初期用量とし，1日150mgまで漸増し，分割経口服用する。
	効能・効果及び用法・用量以外の要望内容（剤形追加等）	
備考	本要望は「神経障害性疼痛」と記載されているが，「末梢性神経障害性疼痛」という意図で要望していることを，要望者には確認している。	

図3　公知申請の事前評価事例（アミトリプチリン塩酸塩）

〔厚生労働省：医療上の必要性の高い未承認薬・適応外薬検討会議 公知申請への該当性に係る報告書（案）アミトリプチリン塩酸塩 末梢性神経障害性疼痛（2015年7月）より〕

要望内容に関するさらなる使用実態調査などの必要性についても検討されています。

薬事承認と保険診療の適応範囲

　美容や生活改善のための医薬品は，薬事承認を得ていても「医療において使用される」と見なされないため，医療保険でカバーされません。例えば，疾患治療というよりも生活改善の目的であるとみなされたバイアグラ®（シルデナフィルクエン酸塩）やグラッシュビスタ®（ビマトプロスト）は薬価収載され

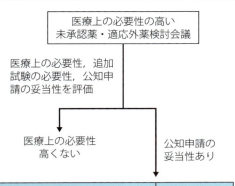

図4　未承認薬・適応外薬と医療保険制度との関係

6 効能・効果

ていません。また，2013年9月に薬事承認を得たオブリーン®錠（セチリスタット）は，中央社会保険医療協議会（中医協）総会において，脂質吸収抑制作用をうたいながら脂質の数値に有意差がみられず，体重減少であれば運動や食事療法で十分という指摘を受け，保険適用が認められませんでした。薬事承認された薬は，その承認の範囲どおりに保険収載されるのが普通ですが，まれに医療保険で扱うことがふさわしくないと見なされることがあります。保険の適用について検討する場が中医協です。

「医療において使用される」未承認薬・適応外薬はどうでしょうか？ これらの保険適用については図4のとおりです。薬食審において事前評価を経た適応外薬の公知申請については，申請時点で承認を待たずして保険適用することとなっています。また，再審査が終了し有効性および安全性が確認された医薬品を，学術上の根拠を踏まえて薬理作用に基づき処方した場合，その適応外使用が保険で認められるかどうかを症例ごとに確認することになっています（いわゆる55年通知[4]による）。しかし55年通知にかかわらず，①標準的な用法・用量，使用上の注意の内容の整備など重要な情報の検討，②企業による体系的な安全性情報の収集・分析，③医薬品副作用被害救済制度の救済対象，という観点から，広く医療においてより適切に使用されるためにも，適応外のままにせず薬事承認・保険適用を目指すことが基本とされています。

Column ▶ 先進医療

2017年9月時点で先進医療として実施が認められた治療方法は105種類（先進医療A：36種，B：69種）あります（AとBの違いについては表5）。現時点では有効性や安全性の十分なデータが整っていないものの，将来的には医薬品・医療機器などの薬事承認を得ることにより保険導入を目指すものです（図5）。厚生労働省で評価し，実施施設や実施医師などの基準を定めたうえで保険診療と併用することができます。

表5 先進医療AとBの特徴

先進医療A	先進医療B
1. 未承認等の医薬品もしくは医療機器の使用または医薬品もしくは医療機器の適応外使用を伴わない医療技術（4に掲げるものを除く） 2. 以下のような医療技術であって，当該検査薬等の使用による人体への影響が極めて小さいもの 　(1) 未承認等の体外診断薬の使用または体外診断薬の適応外使用を伴う医療技術 　(2) 未承認等の検査薬の使用または検査薬の適応外使用を伴う医療技術	3. 未承認等の医薬品もしくは医療機器の使用または医薬品もしくは医療機器の適応外使用を伴う医療技術（2に掲げるものを除く） 4. 未承認等の医薬品もしくは医療機器の使用または医薬品もしくは医療機器の適応外使用を伴わない医療技術であって，当該医療技術の安全性，有効性等に鑑み，その実施に係り，実施環境，技術の効果等について特に重点的な観察・評価を要するものと判断されるもの

〔厚生労働省：先進医療の各技術の概要
（http://www.mhlw.go.jp/topics/bukyoku/isei/sensiniryo/kikan03.html）より〕

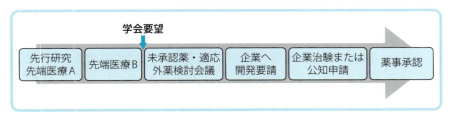

図5　先進医療から承認までのパターン

7 用法・用量
医薬品のベネフィット最大化を目指して設定

　患者さんが薬の効果を享受するためには，患者さんにとって適切な用法・用量で投薬されることが重要です。薬によっては，複数の効能をもち，それぞれに応じた用法・用量が定められている場合も少なくありません。幅をもたせて書いてある場合もあります。そのため，その患者さんの疾患に対して適切な使用方法になっているのかを薬剤師も確認し，必要に応じて薬学的視点からの支援を患者さん，処方医に行っていくことが求められています。用法・用量は添付文書のなかで最も使用されている項目であるとのアンケート報告もありますが，では用法・用量はどのように決められているのでしょうか。

用法・用量の記載

　添付文書の「用法及び用量」は，承認を受けた用法または用量を正確に記載する箇所です。添付文書が薬機法で法的に位置づけられている文書であればこそ，国で承認した内容の記載が求められているといえます。製薬企業も国の通知「医療用医薬品の添付文書記載要領」[1]に基づき添付文書を用意しています。

　ある適応に対して複数の剤形の医薬品がある場合は，添付文書を投与経路ごとに分けるのが通例です。通知[1]では，「添付文書の作成にあたっては使用者に誤解を招かないため，同一成分を含有する医薬品であっても投与経路の異なるものは併記を避けること」とあります。例えば，錠剤と注射剤は添付文書が別々に用意されています。

　一方，同一成分を含有していて投与経路が同じ医薬品の場合，例えばクラビット®（レボフロキサシン）の錠剤・細粒のように1つの添付文書にまとめて記載されていることもあれば，製品の形態ごとに添付文書が別々に用意されていることもあります。ランタス®（インスリン グラルギン）の場合，100単位/mLの製剤が，10mLバイアル，専用の注射器を用いるカート，インスリンとペン型注入器が一体となったもの（ソロスター®）というように異なった容器で提供され，それぞれについて添付文書が用意されています。一体型のペン

型注入器で提供される300単位/mL製剤（XR注ソロスター®）についても，100単位/mL製剤とは別の添付文書が用意されています。これについては，100単位/mL製剤から変更する場合があることを踏まえて，インスリン グラルギン100単位/mLからの切り替えと，それ以外の基礎インスリン製剤からの切り替えの場合に分けて「用法及び用量に関連する使用上の注意」が示されています。その他，図1のような記載内容の違いがあります。

　また，ワントラム®錠とトラマール®OD錠（ともにトラマドール塩酸塩）のように，同じ適応であっても用法が違うことを踏まえ，医療事故防止などの理

ランタス®注ソロスター®
（2008年6月販売開始）

〈用法及び用量に関連する使用上の注意〉
　　　　　　　　（略）
(3) 中間型又は持続型インスリン製剤から本剤に変更する場合：
　1) 以下を参考に本剤の投与を開始し，その後の患者の状態に応じて用量を増減するなど，本剤の作用特性［**【薬物動態】**の項参照］を考慮の上慎重に行うこと。
　　①1日1回投与の中間型又は持続型インスリン製剤から本剤に変更する場合，通常初期用量は，中間型又は持続型インスリン製剤の1日投与量と同単位を目安として投与を開始する。
　　②1日2回投与の中間型インスリン製剤から本剤への切り替えに関しては，国内では使用経験がない。［**【臨床成績】**の項3. 参照］
　2) 中間型インスリン製剤から本剤への切り替え直後に低血糖があらわれたので［**【臨床成績】**の項1. 参照］，中間型又は持続型インスリン製剤から本剤に変更する場合，併用している速効型インスリン製剤，超速効型インスリンアナログ製剤又は経口血糖降下剤の投与量及び投与スケジュールの調整が必要となることがあるので注意すること。
　　　　　　　　（後略）

ランタス®XR注ソロスター®
（2015年9月販売開始）

〈用法及び用量に関連する使用上の注意〉
　　　　　　　　（略）
(3) 他の基礎インスリン製剤から本剤に変更する場合，以下を参考に本剤の投与を開始し，その後の患者の状態に応じて用量を増減するなど，本剤の作用特性［**【薬物動態】**の項参照］を考慮の上慎重に行うこと。［「**2. 重要な基本的注意**」の項参照］
　1) インスリン グラルギン100単位/mL製剤から本剤に変更する場合：通常初期用量は，前治療のインスリン グラルギン100単位/mL製剤の1日投与量と同単位を目安として投与を開始する。
　2) インスリン グラルギン100単位/mL製剤以外の基礎インスリン製剤から本剤に変更する場合：
　　①1日1回投与の基礎インスリン製剤から本剤に変更する場合，通常初期用量は，前治療の中間型又は持効型インスリン製剤の1日投与量と同単位を目安として投与を開始する。
　　②1日2回投与の基礎インスリン製剤から本剤に変更する場合，通常初期用量は，前治療の中間型又は持効型インスリン製剤の1日投与量の80％を目安として投与を開始する。
　　　　　　　　（後略）

図1　ランタス®の「用法・用量に関連する使用上の注意」の記載

〔サノフィ株式会社：ランタス注ソロスター，添付文書／
サノフィ株式会社：ランタスXR注ソロスター，添付文書より〕

7 用法・用量

由から販売名を変えて承認申請される場合もあります。販売名が異なっていれば当然別々の添付文書となります。なお，トラマドール塩酸塩の徐放性製剤であるワントラム®錠は高用量製剤として1日1回投与，トラマール®OD錠は1日4回投与です（図2）。

また，アダラート®（L錠，CR錠，カプセル）のように複数の剤形があり，適応が同じでも用法・用量が異なる場合は，添付文書が別々に用意されています。このように同じブランド名でも添付文書が別々にあることで，用法・用量に注意を払う必要があると認識できます。

なお，「用法及び用量に関連する使用上の注意」には，図1のような投薬時の注意事項のほか，用時溶解注射剤の調製法，小児あるいは高齢患者や腎障害・肝障害がある患者での用法・用量の参考情報を記載することができます。記載

トラマール®OD錠（2014年12月販売開始）

【用法・用量】
通常，成人にはトラマドール塩酸塩として1日100〜300mgを4回に分割経口投与する。なお，症状に応じて適宜増減する。ただし1回100mg，1日400mgを超えないこととする。

〈用法・用量に関連する使用上の注意〉
1. 初回投与量
   本剤を初回投与する場合は，1回25mgから開始することが望ましい。
2. 投与間隔
   4〜6時間ごとの定時に経口投与すること。ただし，生活時間帯に合わせて投与間隔を調整することも可能とする。
3. 増量及び減量
   本剤投与開始後は患者の状態を観察し，適切な鎮痛効果が得られ副作用が最小となるよう用量調整を行うこと。増量・減量の目安は，1回25mg（1日100mg）ずつ行うことが望ましい。
   （後略）

ワントラム®錠（2015年6月販売開始）

【用法・用量】
通常，成人にはトラマドール塩酸塩として100〜300mgを1日1回経口投与する。なお，症状に応じて適宜増減する。ただし，1日400mgを超えないこととする。

〈用法・用量に関連する使用上の注意〉
1. 初回投与量
   本剤を初回投与する場合は，1日100mgから開始することが望ましい。なお，トラマドール塩酸塩即放性製剤から切り替える場合は，即放性製剤の1日投与量，鎮痛効果及び副作用を考慮して，本剤の初回投与量を設定すること。
2. 投与間隔
   本剤の定時投与（1日1回）はできるだけ同じ時間帯に服用すること。
3. 増量及び減量
   本剤投与開始後は患者の状態を観察し，適切な鎮痛効果が得られ副作用が最小となるよう用量調整を行うこと。増量・減量の目安は，1日100mgずつ行うことが望ましい。
   （後略）

図2　トラマドール2製剤の「用法・用量に関連する使用上の注意」の記載

〔日本新薬株式会社：トラマールOD錠，添付文書／
日本新薬株式会社：ワントラム錠，添付文書より〕

〈用法・用量に関連する使用上の注意〉
1. 本剤を60分間（最大120分間。ただし、0〜11ヶ月、又は1〜14歳で体重5kg以下の場合は最大60分間）ODTにより塗布後、本剤を除去し、直ちにレーザー照射又は注射針・静脈留置針穿刺を行う。
2. 小児等における本剤の塗布量は、体重、患部の大きさを考慮し、必要最小限にとどめること。また、塗布時間を遵守すること（「小児等への投与」，「臨床成績」の項参照）。

図3　エムラ®クリーム（リドカイン・プロピトカイン配合剤）の記載

〔佐藤製薬株式会社：エムラクリーム，添付文書より〕

する目安としては，薬物動態や治療薬物モニタリング（TDM）などのデータがあるもの，重大な副作用または事故を防止するために必要なもの，特別な指示のあるものなどがあります。なお，承認内容である「用法及び用量」とは明確に区別されるよう，枠で囲うなどの記載上の工夫がされています（図2）。

効能・効果ごとに用法・用量が定められている場合は，項目を明確にしたり表にしたりするなど，わかりやすく記載するよう工夫されています。しかし，例えばレミケード®（インフリキシマブ）のように関節リウマチのほか，尋常性乾癬，強直性脊椎炎，潰瘍性大腸炎など多くの適応をもっていると，それぞれの適応によって用法・用量や関連する使用上の注意が異なるので，いくら項目ごとに分けていても，よく指摘されるように"見にくい・わかりにくい"添付文書という印象を与えてしまいます。記載内容が多くなる場合は，「用法及び用量に関連する使用上の注意」の記載を簡潔にして，別の項目を参照する書き方も認められています（図3下線部）。

用法・用量を検討する臨床試験

投薬の基本となる用法および用量は，治験を通じて設定されます。第6章で紹介したとおり，第1相では，限られた人数の健康な成人ボランティア（健常人，通常は男性）を対象として，主に治験薬のヒトでの忍容性〔最大耐量（maximum tolerable dose；MTD）〕および薬物の体内動態（血中濃度，分布，

代謝，排泄）について確認します。第1相で行われる臨床試験はその目的によって，ヒト初回投与（first in human；FIH）試験（後述），PK/PD試験，薬剤の作用機序を確認するmode of action（MOA）試験といった探索的な試験，そしてある程度情報を得てから第1相の後期〜第2相に行われるproof of concept（POC）試験（第6章参照），用量反応試験などに分類されます。探索的試験は実臨床を想定した試験の前に行われるもので，投与期間は7日など短期間に限定されます。薬物動態を含む探索的試験については，米国食品医薬品局（FDA）が発行しているガイダンス[2]が参考になります（第16章参照）。

　用量は，毒性の発現がなく治療効果を最大化できるように決められる必要があります。臨床試験における用量の考え方は，国際的なガイドライン「新医薬品の承認に必要な用量－反応関係の検討のための指針」（ICH E4）[3]などを参考に計画されます。第1相の用量は非臨床で得られた情報などに基づいて設定されます。そして第1相で推定されたMTDをもとに，第1相後期や第2相の最初の患者対象試験で薬効の証明（POC）を試みます。その際はMTDあるいはそれに近い投与量で投与することが普通です。また，第2相では想定される使用方法に沿っていくつかの手法があり，治験薬の量を徐々に増やしていく「漸増法」，用量を固定して毎日定期的に投与する「反復投与試験」などがあります。外用剤では投与量ではなく使用頻度で検討します（例：スミスリン®）。

　例として，ワントラム®錠[4]の場合を見てみると，徐放性製剤である同剤の承認された用法・用量は「100〜300mgを1日1回経口投与」ですが，即放性製剤であるトラマール®OD錠は「1日100〜300mgを4回に分割経口投与」となっています（図2）。この用法・用量に関連した臨床試験の成績は添付文書の「薬物動態」の項に記載されており，ワントラム®錠の第1相試験では「日本人健康成人男性（薬物動態評価例数30例）を対象に，本剤100，200または300mgを絶食下単回経口投与」したとき，また「1日1回5日間反復経口投与（いずれも食後投与）」したときの血漿中未変化体および活性代謝物の薬物動態が確認されています。トラマール®の後に開発されたワントラム®錠の薬事承認は，新有効成分ではなく剤形追加に該当しますが，既存の製剤との生物学的同等性[a]を確認する必要があることから，即放性カプセル[b]との薬物動態の比較も行われています。また，カプセル剤や既存の海外の製剤と比較した検討により，投与量を200mgと推定したうえで1日1回投与製剤の開発が進められており，第2相試

験が免除されました。

ヒト初回投与（FIH）試験とマイクロドーズ試験

　サルやラットなどの動物を用いた非臨床試験における安全性が確かめられると，その治験薬は第1相試験で初めてヒトに投与されることになります。また，動物試験などで確認された作用機序がヒトでも再現されるかどうかを評価することも必要です。このとき世界で最初となる試験がFIH試験とよばれるもので，ヒトへの単回投与試験です。

　動物に投与して特段の問題がみられなくても，ヒトでの反応が同じように安全とは言いきれません。そこで，初めてその治験薬を投与される被験者へのリスクを低減するため，最大用量が100μg以下（タンパク製品の場合は30nmol以下）といった超低用量で行うマイクロドーズ試験（microdose study）が行われることもあります。マイクロドーズ試験では，非臨床試験結果を踏まえて薬理作用を起こさないと思われる程度の用量にとどめており，薬物動態やイメージング[c]を評価することが目的です。

　しかし，これだけ低用量であっても，FIH試験で被験者に被害が発生する可能性が否定できない事件が起きました。2006年に英国で起きたモノクローナル抗体治験薬TGN1412の事例では，マイクロドーズ試験によるFIH試験で，治験薬を投与された6人全員に投与直後から全身の痛みや呼吸困難などが発現し，ICUへ入院する事態となりました。その後の英国規制当局の指示で，その治験を含む一切の開発は中止されています。なお2012年，厚生労働省よりFIH試験の考え方についてガイダンスが発出されています[5]。

---

a) 生物学的同等性に関するガイドラインはPMDAのWebサイトにまとめて掲載されています（https://www.pmda.go.jp/review-services/drug-reviews/about-reviews/p-drugs/0008.html）。

b) トラマール®カプセルは2015年11月に企業判断により供給停止となり，2016年3月末で薬価収載から削除されました。ここでは企業が保有するトラマール®カプセルの承認時のデータを参照しています。

c) 外部から生体内の遺伝子やタンパク質などの分子量の変化や働きを可視化して確認する手法です。

7 用法・用量

表1 外国データの受け入れに関する主な通知

発出年	通知名
1998年	外国で実施された医薬品の臨床試験データの取扱いについて[6] 外国臨床データを受け入れる際に考慮すべき民族的要因について[7]
2001年	医薬品の臨床薬物動態試験について[8]
2004年	「外国臨床データを受け入れる際に考慮すべき民族的要因についての指針」に関するQ&Aについて[9]
2006年	「外国臨床データを受け入れる際に考慮すべき民族的要因についての指針」に関するQ&Aについて（その2）[10]
2007年	国際共同治験に関する基本的考え方について[11]
2012年	「国際共同治験に関する基本的考え方（参考事例）」について[12] 「医薬品の臨床試験の実施の基準に関する省令」のガイダンスについて[13]
2014年	国際共同治験開始前の日本人での第I相試験の実施に関する基本的考え方について[14]

ブリッジング試験と国際共同治験

　1990年に現在の医薬品規制調和国際会議（ICH）が発足したのをきっかけに，臨床・非臨床の試験を含め，各国の規制をある程度共通化していく作業が進められました。医薬品の品質・有効性・安全性に関する非臨床から臨床・製造にわたる幅広い内容が検討テーマとなっており，80を超えるガイドラインがICHで作成されています。外国で実施された物理的化学的試験，安定性試験，動物試験などの非臨床試験成績でも，ICHでの合意に基づき，日本の規制に適合していれば基本的に申請資料として受け入れられます。

　一方，臨床試験については，国によって医療環境や併用する医薬品が異なっていたり，民族差による薬物動態などが異なる可能性があったりすると，日本人のデータがないまま承認の判断をしてよいのかという疑問が生じてきます。そのため，臨床試験における外国データの受け入れに関しては，表1のようなさまざまな通知が国から示されています。外国で実施された臨床データであっても日本国内で実施された臨床データであっても，日本における承認申請資料として利用するのであれば，まず日本の規制要件を満たしていることが必須条件です。そのうえでさらに，その医薬品が民族的要因（内因性要因および外因性要因）による影響を受けやすいかどうかなどを評価することが求められています。そこで，海外で行われた治験の成績が日本の患者でも再現されることを

68

確認するための試験がブリッジング試験です。海外で得られた有効性・安全性のデータを活用することにより，その国での承認取得を迅速化することを目的としています。すでに承認されている薬では，例えばドネペジル塩酸塩，プレガバリン，トラスツズマブ，アログリプチン安息香酸塩などでブリッジング試験が行われています。なお，外国人の臨床データが日本人に外挿可能かどうかは，最終的には規制当局の判断に任されているため，製薬企業はブリッジング試験の実施についてあらかじめPMDAと協議することが推奨されています。

また，第6章で紹介した「医療上の必要性の高い未承認薬・適応外薬検討会議」などを通じて，ドラッグラグ解消を図るべく国をあげて努力しているほか，新薬開発の効率化・迅速化のための国際共同治験も推進されています。治験全体の促進のための効率化や手続きの簡素化，国際共同治験をはじめとした国際的な動きに対応するため，厚生労働省はGCP省令（医薬品の臨床試験の実施の基準に関する省令）や運用通知の改正を重ね，現在は2012年に通知された新たなガイダンスに基づき運用されています。また，厚生労働省は文部科学省とともに2003年以降，治験活性化計画を推進してきました。さらに最近では，厚生労働省・PMDAが日中韓の規制当局間でアジアにおける臨床試験の協力強化を進めており，日本人への投与症例を蓄積する点からも，ブリッジング試験よりもむしろ日本の医療機関も積極的に参加する国際共同試験がますます重要になってきています（図4）。

7 用法・用量

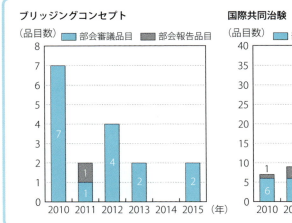
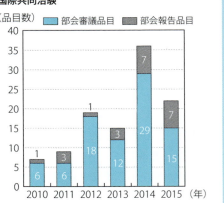

図4 ブリッジング試験・国際共同治験による承認状況
〔薬事ハンドブック2017. じほう, p440, 2017より（データは日本製薬工業協会医薬品評価委員会臨床評価部会「承認取得品目データベース」から）〕

Column ▶ グローバルマーケットと日本の製薬企業

　医薬品の研究開発には莫大な資金が必要で，経営規模が大きくないと新薬を創出しグローバルに展開することが難しくなっています。日本は米国に次いで新薬開発力と購買力があるにもかかわらず，世界規模で市場をとらえたときの企業規模をみると，日系企業の2016年の売上高は武田薬品工業の18位（160億ドル）が最高で，次いでアステラス製薬（20位）となっており，規模は小さいといえます（表2）。その一方で，政府は日本の医薬品産業のグローバル展開を後押しする方針を打ち出しており，厚生労働省が2015年に示した「医薬品産業強化総合戦略」[15]では，「今後新薬が創出できなかった新薬メーカーは事業転換が迫られ，日本の新薬メーカーもM＆A等による事業規模の拡大を視野に入れるべき」と指摘しています。
　2015年における世界での製薬業界のM＆A（合併・買収）総額が2,880

億ドル（約36兆円）と過去最高になることが予想され，現在では価格競争の激しい後発医薬品市場においても世界規模の企業再編が加速しています。品質を保ちつつ，より低価格で医療現場に後発医薬品を供給するためには，「医薬品産業強化総合戦略」の指摘にあるように日本の後発品企業の再編も必至と考えられています。

表2　2016年の世界売上高上位20社

1	ファイザー	11	アムジェン
2	ロシュ	12	テバ
3	ノバルティス	13	イーライリリー
4	メルク	14	ブリストル・マイヤーズ スクイブ
5	グラクソ・スミスクライン	15	バイエル
6	サノフィ	16	ベーリンガーインゲルハイム
7	ジョンソン＆ジョンソン	17	ノボ ノルディスク
8	ギリアド・サイエンシズ	18	武田薬品工業
9	アッヴィ	19	アラガン
10	アストラゼネカ	20	アステラス製薬

〔AnswersNews：2016年製薬会社世界ランキング（2017年5月18日更新）
（http://answers.ten-navi.com/pharmanews/9102/）より〕

8 慎重投与・重要な基本的注意
投薬後の有害事象を未然に防ぐ

　添付文書に記載されている「慎重投与」は，禁忌と異なり，患者さんの病態に応じた医療者の判断が求められる項目といえます。しかし，禁忌と同じくらい気をつけたほうがよいと思われる内容もあるでしょうし，また逆に，どの程度気をつけたらいいのか迷うようなこともあるのではないでしょうか。医薬品によっては多項目にわたり「慎重投与」の情報が提供されていることがあります。また，「重要な基本的注意」において，投薬後の定期的な検査を求めていることは意外と見落としがちではないでしょうか。本章では，患者さんに安全な薬物治療を提供するために，どのようにして「慎重投与」や「重要な基本的注意」が定められているのかを紹介します。

　なお，添付文書記載要領の改正に伴い，「慎重投与」の欄は2019年4月以降の添付文書からなくなります。従来記載していた内容がどのように提示されるかについては，第20章をご参照ください。

慎重投与の記載

　「慎重投与」の記載は，添付文書において「慎重投与（次の患者には慎重に投与すること）」と記載されているとおり，患者特性に応じた注意事項になります。すなわち，患者の症状，原疾患，合併症，既往歴，家族歴，体質，併用薬剤などへの配慮が必要な場合です。患者特性が要因となって表1にあるような副作用発現のリスクが高い場合は，投与の可否判断，用法・用量の決定などを慎重に考えるよう促しています。記載方法は「（疾患名）の患者」，「（症状名）のある患者」という表記に加えて，原則として過敏症以外はその設定理由を［　］内に示します[1]（図1）。ここでは，どのような特性をもった患者に注意するべきかを簡潔に記載し，その背景については「用法・用量に関連する使用上の注意」や「薬物動態」の欄に記載しすることで重複を避けるのが普通です。設定理由が異なる場合は項目を分けます。

　通知[1]で示されたこのルールは，厚生労働科学研究研究班での検討結果を踏

表1　慎重投与とする場合

①副作用が早く発現する場合
②副作用の発現率が高い場合
③より重篤な副作用が現れる場合
④非可逆性の副作用が現れる場合
⑤蓄積する結果，副作用が現れる場合
⑥耐性が変化する場合
⑦その他

〔厚生省「医療用医薬品の使用上の注意記載要領について」（平成9年4月25日薬発第607号）より〕

(1) テトラサイクリン系抗生物質に対し過敏症の既往歴のある患者
(2) 高度の肝機能障害のある患者［高度の肝機能障害患者において，半減期の延長が報告されている（「用法・用量に関連する使用上の注意」及び「薬物動態」の項参照）〕
(3) 高齢者［「高齢者への投与」の項参照〕

図1　タイガシル®点滴静注用（チゲサイクリン）の「慎重投与」の記載

〔ファイザー株式会社：タイガシル点滴静注用，添付文書より〕

まえて作成されています。見やすさ・読みやすさが考慮されていますが，最近承認された新薬の添付文書では，製薬企業の方針のためか，記載ルールが満たされていない場合があります（図2）。この場合，同じ糖尿病薬であるエクア®錠（ビルダグリプチン）のように「次に掲げる患者又は状態［低血糖を起こすおそれがある〕」として続けて疾患名や症状などを示すほうが，注意すべき患者群と理由とを区別して識別できるので，多忙な医療関係者にとっては読みやすいと思われます。また，(3) は「高所作業，自動車の運転等の作業に従事している患者［低血糖を起こすと事故につながるおそれがある〕」のほうが理解しやすいのではないでしょうか。添付文書の記載内容は，PMDAの指摘を踏まえた企業の方針によるところが大きいのですが，医療現場から製薬企業に対して修正の提案をして改善につなげるという医療関係者の協力も重要です。

8 慎重投与・重要な基本的注意

> (1) インスリン需要の変動が激しい患者
>   1) 手術，外傷，感染症等の患者
>   2) 妊婦〔「6. 妊婦，産婦，授乳婦等への投与」の項参照〕
> (2) 次に掲げる低血糖を起こしやすい患者又は状態
>   1) 重篤な肝又は腎機能障害
>   2) 下垂体機能不全又は副腎機能不全
>   3) 下痢，嘔吐等の胃腸障害
>   4) 飢餓状態，不規則な食事摂取
>   5) 激しい筋肉運動
>   6) 過度のアルコール摂取者
>   7) 高齢者〔「5. 高齢者への投与」の項参照〕
>   8) 血糖降下作用を増強する薬剤との併用〔「3. 相互作用」の項参照〕
> (3) 低血糖を起こすと事故につながるおそれがある患者（高所作業，自動車の運転等の作業に従事している患者等）
> (4) 自律神経障害のある患者〔低血糖の自覚症状が明確でないことがある。〕

図2　ランタス®XR注ソロスター®（インスリン グラルギン）の「慎重投与」の記載
〔サノフィ株式会社：ランタスXR注ソロスター，添付文書より〕

重要な基本的注意の記載

　「重要な基本的注意」は，重大な副作用または事故を防止するうえで必要な注意事項で，用法・用量，効能・効果，投与期間，投与すべきでない患者の選択，検査の実施などに関して記載されます。製薬企業の自主的なルールでは，すでに警告や禁忌など他の項目で記載済みの場合，原則として重複記載を避けることとされています。記載の目安としては，医学的に設定根拠が明確なものや，薬物動態・治療薬物モニタリング（TDM）などデータで示すことができるもの，重大な副作用または事故を防止するために必要なもの，投与後の処置や検査など具体的な指示内容があるものがあげられます。投与時の注意については「効能・効果に関連する使用上の注意」（第6章参照）や「用法・用量に関連する使用上の注意」（第7章参照）に記載されるため，「重要な基本的注意」では，多くは投与後の対応についての記載になります。

　新薬の使用が広まるとともに医学的知見が蓄積され，添付文書に反映されます（図3）。ただ，「重要な基本的注意」に新しい知見が即時に反映されるかというと必ずしもそうではなく，その内容の日本における妥当性やデータの背景によって異なるといえます。

> (7) 顎骨壊死・顎骨骨髄炎があらわれることがあり，本剤の長期投与により発現率が増加する可能性がある。報告された症例の多くが抜歯等の顎骨に対する侵襲的な歯科処置や局所感染に関連して発現している。リスク因子としては，悪性腫瘍，化学療法，血管新生阻害薬，コルチコステロイド治療，放射線療法，口腔の不衛生，歯科処置の既往等が知られている。
> (後略)

筆者注：2017年4月の自主改訂において，長期投与により顎骨壊死の発現率が増加する可能性がある旨などが追記された（下線部）。

図3 プラリア®皮下注（デノスマブ）の「重要な基本的注意」の記載

〔第一三共株式会社：プラリア皮下注，添付文書より〕

> (1) 本剤投与後は，原則として本剤の投与翌日（約24時間後）に診察を行うこと。その時点で完全な伸展が認められない場合は伸展処置を行うことができる。伸展処置は，次の点に注意して行うこと。
> (後略)

図4 ザイヤフレックス®注射用（注射用コラゲナーゼ）の「重要な基本的注意」の記載

〔旭化成ファーマ株式会社：ザイヤフレックス注射用，添付文書より〕

　例えば，図4のザイヤフレックス®（注射用コラゲナーゼ）については，「重要な基本的注意」に「投与翌日（約24時間後）に診察を行うこと」とあります。審査報告書では，海外第1相試験における用法・用量に関する記載に続いて，「拘縮索の破断を促すため，治験薬投与約24時間後に治験担当医が指に伸展処置を実施することとされた。観察期間は，治験薬 投与後30日間とされた」とあります。さらに，海外臨床試験では投与後に伸展がみられない場合には翌日医師により伸展処置を実施することが可能とされていたとの説明があります[2]。しかし，日本で治験が行われていた2014年10月には，2010年に承認されていた米国において，伸展処置のタイミングが「投与後24時間」から「投与後24～72時間」に変更されていました。これは，医師が2日連続して診察できないようなことが起こった場合に伸展処置のタイミングをずらすという対応が取られていた臨床現場の状況を踏まえた変更だったようです。使用方法の変更にあたって米国の製薬企業は，投与後24時間，48時間，72時間における伸展処

置が有効性・安全性に及ぼす影響を検討するため，改めて市販後臨床試験を実施しました。その結果，有効性・安全性に影響しないことが示され，2014年10月に米国の添付文書の記載が「投与後24～72時間」へ変更されたのです。

これを踏まえて，日本国内でも24～72時間の範囲で認めてはどうかという議論が審査の過程であったようです。しかし，国内試験はいずれも投与翌日の伸展処置しか行っておらず，最終的に現在の「投与翌日（24時間後）に診察を行うこと」とされました。治験時に24時間だけでなく48時間，72時間で診察する群を追加していればどうだったでしょうか。こうした欧米との効能・効果，用法・用量の違いは，人種差や医療環境の違い以外に，日本での開発の遅れにも一因があるといえるかもしれません。

高齢者の安全な薬物治療

添付文書では「高齢者への投与」という項目で高齢者に対する注意事項が記載されますが，図2のように，「慎重投与」が求められる場合に「高齢者への投与」を参照するよう記載される場合も少なくありません。ランタス®注XRソロスター®（インスリン グラルギン）の場合は，65歳未満，65歳以上，75歳以上に分けて検討した結果，年齢群間差はみられなかったことが審査報告書で報告されています。一方，治験や審査の過程で高齢者の検討が行われていないザイヤフレックス®の添付文書では，「慎重投与」や「重要な基本的注意」に高齢者の記載はなく，「高齢者への投与」の項目もありませんが，「小児等への投与」の欄のように，検討していない旨の記載があってもよいかもしれません。なお，こうした記載箇所の重複が発生することがあるため，2019年以降の新しい添付文書のレイアウトでは「慎重投与」の欄を廃止し，高齢者や小児など注意すべき患者群ごとに留意点を記載することになっています（第20章参照）。

さて，高齢者は一般的に生理機能が低下しているので，薬物動態を確認した第1相試験の患者群（多くの場合，健康な成人男性）とは体内動態が異なる可能性があります。費用負担軽減のためできるだけ必要最少限の症例数で有意差の出る治験をしたいと製薬企業が考えるのは当然で，そのため治験薬の体内動態の予想が難しく副作用の懸念があるような場合は，高齢者を治験の対象とすることを回避することになります。もちろん，例えば外国人健康高齢者を対象

に単回経口投与や反復投与試験が行われたベルソムラ®錠（スボレキサント）のように（図5），開発中の薬について高齢者への投与が多いと想定されていれば状況も異なってきます（高齢者を含めるかどうかを含め，製薬企業は治験デザインをPMDAに相談できます）。多くの場合は，投与したとしても高齢者の症例数が限られた状況で承認・販売となる場合もよくあります。

「高齢者への投与」については第12章でも解説しますが，日本老年医学会による「特に慎重な投与を要する薬物のリスト」[3]は，高齢者の薬物有害事象を防ぐための検討の手順をフローチャートで示し，処方にあたっての注意点や領域別指針が示されています。このリストは，高齢者において重篤な有害事象が出やすい，あるいは有害事象の頻度が高いことが主な選定理由とされています。このリストに関する新聞記事[4]や，高齢者の4割が薬を6種類以上服用していることについての新聞記事[5]など，日本の高齢化とともに，高齢者の安全で適正な薬物治療への国民的関心も高まっていることが感じられます。

【使用上の注意】
1. 慎重投与
　（2）高齢者〔「高齢者への投与」，「薬物動態」の 7.（1）の項参照〕
　　　　　　　　　　　（中略）
5. 高齢者への投与
　高齢者での薬物動態試験において，非高齢者と比較して血漿中濃度が高くなる傾向が認められている。一般に高齢者では生理機能が低下していることも考慮し，患者の状態を観察しながら慎重に投与すること。〔「薬物動態」の 7.（1）の項参照〕

【薬物動態】
7. 特殊集団（外国人データ）
　（1）年齢
　　　健康成人に，本剤40mgを1日1回14日間反復投与したとき，定常状態でのスボレキサントのAUC_{0-24hr}，Cmax及び$t_{1/2}$の平均値は，それぞれ，$10.64\mu M \cdot hr$，$1.080\mu M$及び9.4時間であった。健康高齢者に，本剤40mgを1日1回7日間反復投与したとき，定常状態でのスボレキサントのAUC_{0-24hr}，Cmax及び$t_{1/2}$の平均値は，それぞれ，$17.88\mu M \cdot hr$，$1.336\mu M$及び18.4時間であり，健康成人と比べて，AUC_{0-24hr}及びCmaxは高値を示し，$t_{1/2}$の延長がみられた。高齢不眠症患者及び非高齢不眠症患者に，本剤15mg及び20mgをそれぞれ1日1回反復投与した際の定常状態でのスボレキサントの投与後9時間の血漿中濃度（C_{9hr}）は，それぞれ$0.362\mu M$及び$0.321\mu M$で同程度であった。

図5　ベルソムラ®錠（スボレキサント）の「高齢者への投与」と「薬物動態」の記載

〔MSD株式会社：ベルソムラ錠，添付文書より〕

8 慎重投与・重要な基本的注意

妊婦・産婦・授乳婦の安全な薬物治療

　高齢者以上に治験時に安全性の確認が困難なのが，妊産婦・授乳婦です。添付文書には「妊婦，産婦，授乳婦等への投与」の項目がありますが，多くの場合は「安全性は確立していない」という記載にとどまっています。なお，国立成育医療研究センターが運営し，2015年に設立10周年を迎えた「妊娠と薬情報センター」（http://www.ncchd.go.jp/kusuri/）のことはご存知の方が多いと思います。同センターは一般の方からの相談を受け付けています。

　妊婦，産婦，授乳婦（およびその児）に対して医薬品が与えるおそれのあるリスクについては，米国の添付文書におけるABCDXという5つのカテゴリーに分けたリスク区分の記載が，日本でも広く参考にされていました。しかし2009年以降，米国ではその見直しが行われ[6]，妊娠・授乳に関する添付文書などの新しい情報提供ルールが2015年6月30日に施行されました[7]。新しい記載ルールではABCDXの区分を廃止し，具体的な説明を記載するように変更されています。大まかな内容としては，Pregnancy exposure registries（妊娠時曝露症例の登録），Risk summary（リスク概要），Clinical considerations（臨床的考察），Data（データ）を記載することになっています。授乳についても同様に，Risk summary，Clinical considerations，Dataとなっています。

　「妊婦，産婦，授乳婦等への投与」については，米国の記載方法も含めて第13章で解説します。

小児の安全な薬物治療

　小児についても承認時に十分な情報を得ることが難しく，販売開始時の添付文書に「安全性は確立していない」ということしか記載できない場合が多くあります。小児でも必要な薬であって適応が成人に限定されている場合は，学会等の要望に基づき「医療上の必要性の高い未承認薬・適応外薬検討会議」において検討されてきました（検討会議については第6章参照）。その結果，小児の適応追加や開発要請が行われたのは28成分，承認されたのは23成分です（2015年9月末時点）[8]。検討会議で十分なエビデンスがあると認められ公知申請が推奨されたり，適応外使用で小児に用いられた使用実態のデータを提出できたり

すれば承認も比較的スムーズですが，市販後臨床試験として介入あるいは観察研究を行うことになると，どうしても小児適応取得までの時間が必要になってきます。「小児等への投与」については第14章で解説します。

特定生物由来製品

　血液製剤によるHIV感染やヒト乾燥硬膜によるクロイツフェルト・ヤコブ病など生物由来製品による過去の薬害事例を踏まえ，特定生物由来製品の添付文書には，感染症伝播のリスクに関して「患者への説明」を行うことについての記載が求められています（図6）。原則として「重要な基本的注意」の項目の最初に記載することが業界で推奨されており，記載要領[1]で示された記載例に準じて記載するよう求められています。

　一方，生物由来製品については，特に指定された記載はないものの，特定生物由来製品に準じて添付文書に記載している場合もあります〔例：ノーモサング®点滴静注（ヘミン）〕。

図6　特定生物由来製品の「患者への説明」の記載
〔日本製薬株式会社：ガンマグロブリン筋注「ニチヤク」，添付文書より〕

8 慎重投与・重要な基本的注意

> **Column ▶ 医療安全**
>
> 　医療法施行規則では，医療機関における医療安全体制全体について，医療に関わる安全管理のための指針整備，委員会の開催，職員研修，事故報告などが求められています。ときどきニュースにもなる院内感染の対策や，医療機器については保守点検などの安全管理も必要です。医療機関における医薬品の安全管理に関しては，医薬品の安全使用・管理のための責任者配置，研修，業務手順書などが求められています。薬機法の関係では，薬局の業務を行う体制の基準として薬局開設者は「調剤の業務に係る医療の安全を確保するため，指針の策定，従事者に対する研修の実施その他必要な措置が講じられていること」[9]と，医療法と同様の管理が求められています。これまで，医療機関で薬剤師が関与して医薬品の適正使用に貢献した事例からみられる特徴として，①医療施設にて安全性情報を有効に活用するため，医薬品情報室において安全性情報の収集・評価と最適な措置を立案しうる人材が配置されている，②医療施設において処方医，使用患者，入院・外来の状況，来院日を特定できる処方管理ツールが整備されている，③医療施設において医薬品安全性情報の活用対策を実践するためのコンセンサス形成と院内協力体制を確保するための委員会が存在している，④入院患者を対象とした安全性情報の活用体制として病棟薬剤師が機能している──といったことが報告されています[10]。

Memo

9 相互作用
薬物動態や薬理の知識を活かして

　厚生労働省では，医薬分業を「医師が患者に処方箋を交付し，薬局の薬剤師がその処方箋に基づき調剤を行い，医師と薬剤師がそれぞれの専門分野で業務を分担し国民医療の質的向上を図るもの」と説明しています[1]。また，診療報酬（医科）の薬剤管理指導料においても，「服薬指導，服薬支援その他の薬学的管理指導」が薬剤師の業務として示されており，医療機関でも薬局でも，薬剤師が専門性を発揮して業務を他職種と分担します。そして「相互作用の確認」も薬学的専門性が問われる業務の一つです[2]。

　第8章の「慎重投与」と「重要な基本的注意」は患者さんの病態に着目した「使用上の注意」で，医師の処方判断に直結しますが，本章で解説する「相互作用」は薬がもたらす薬物動態や薬理作用の変動に着目し，薬学的観点から，特に薬剤師から医師に情報提供する内容といえます。

 相互作用の記載方法

　「相互作用」の記載は，他の医薬品などを併用することによって，①その医薬品または併用薬の薬理作用の増強・減弱，②副作用の増強，③新しい副作用の出現，④原疾患の増悪——などを生じるために，臨床上注意を要する組み合わせを記載することとされています。さらに物理療法，飲食物などとの相互作用についても，重要なものについては記載することになっています。相互作用を生じることによるリスクの程度によって併用禁忌（併用しないこと）と併用注意（併用に注意すること）に分けたうえで，表形式で「薬剤名等」，「臨床症状・措置方法」，「機序・危険因子」が記載されます。なお併用禁忌については，添付文書冒頭の「禁忌」の項にも簡潔に記載しますが，「『相互作用』の項参照」と記載したうえで，併用禁忌の表は赤枠とすることになっています。

　治験段階で確認される相互作用には限りがあります。添付文書に記載されているのは，2剤で併用された場合に生じるおそれのある相互作用です。3剤以上での相互作用は記載されていませんし，その発現機序や頻度などの検討は複雑

であり，十分なエビデンスがあるとはいえません．添付文書で提示された相互作用は最低限の情報としてとらえ，副作用と同様に，実臨床ではそのつど可能性を検討する必要があります．

開発段階での相互作用の検討

　新薬を患者さんにいち早く届けるため開発期間や審査期間をいかに短縮するかということと，いかに安全性を確保するかということが，製薬企業と審査する側にとっての二律背反ともいえる命題です．過去に起きた，医薬品の相互作用を原因とした安全性の問題を契機として（p.88のコラム参照），相互作用の可能性を開発段階においてできる限り解明し，副作用を未然に防ぐための検討が厚生労働省や各国の規制当局で進められてきました．日本で最初にまとめられたのは2001年の「薬物相互作用の検討手法について」[3]です．この通知では，相互作用の発現を予測し，臨床試験実施の必要性を判断するための非臨床試験に関する基本的な考え方を示しています．

　この通知では相互作用を「薬物動態プロフィールおよび/あるいは薬物の効果・副作用に影響を及ぼす併用薬，食事要因あるいは生活習慣（例えば喫煙・飲酒）などとの間に起こる現象」と定義しています．その検討の中心となるのは薬物の体内動態に関する情報です．20年以上前に厚生省（当時）が刊行物（1992年）に報告したものですが，相互作用（n＝256）を分類したところ，代謝部位での相互作用（37％），薬力学的相互作用（35％），吸収部位での相互作用（7％），排泄における相互作用（7％），分布における相互作用（2％），不明（12％）のように，ADME（吸収・分布・代謝・排泄）に関するものが半数以上でした[4]．さらに，代謝部位における相互作用（n＝100）の96％がチトクロムP450（CYP）を介した相互作用だったと報告されています[4]．2001年の通知でも，吸収過程（胃内pH，キレート形成，消化管運動，トランスポーターによる吸収など），組織移行および体内分布〔血漿タンパク結合，肝・腎・脳などへの能動輸送（トランスポーター関与）など〕，薬物代謝（CYPの阻害・誘導，遺伝多型），排泄過程（トランスポーター）と，ADMEの各段階での相互作用について非臨床試験の概要が解説されています．

　相互作用は，まずは試験管内でその可能性を探索的に検討し，必要であれば

実際に臨床試験で相互作用の有無を確認します。臨床試験は健常人で検討することが望ましいとされています。その結果は統計学的に評価され，一般的に薬物動態パラメータ（CmaxおよびAUC）の比の90%信頼区間が80～125%の区間に収まるなら，その薬物間の薬物動態学的な相互作用はないと判断します。

ただし，実際には個人差があります。そして強い相互作用は開発段階で発見できたとしても，治験段階で検討されなかった併用薬による未知の相互作用が実臨床で起こらないとも限りません。また，CYP3A4阻害によりAUCが2倍以上になると予測される医薬品に関して，実際にAUC上昇率の報告がある薬物同士については添付文書上の注意喚起がよくなされている（87%）一方で，AUC上昇率の報告がない場合は記載が53%まで減ったという調査結果もあります[4]。繰り返しになりますが，すべての医薬品の組み合わせを承認時に検討できるわけではありません。添付文書に記載がなくても，CYP3A4を阻害する薬が併用されたらAUCが上昇してしまう場合もありうることを心に留めて，処方が変更されたり新規に服用が開始された場合は特に注意を払う必要があります。

薬物相互作用ガイドラインの特徴

さて，新しい検討手法やトランスポーターなどに関する研究が進んできたこともあり，厚生労働省は2014年に「医薬品開発と適正な情報提供のための薬物相互作用ガイドライン」[5]を公表しました（表1）。2001年の通知と基本的部分

表1 医薬品開発と適正な情報提供のための薬物相互作用ガイドラインの目次

1. はじめに
2. 吸収における薬物相互作用
3. 組織移行および体内分布における薬物相互作用
4. 薬物代謝における薬物相互作用
5. 排泄における薬物相互作用
6. トランスポーターを介した薬物相互作用に関する検討
7. 臨床薬物相互作用試験による評価
8. 薬物相互作用に関する情報提供と注意喚起について基本となる考え方
9. 関連する指針およびガイドライン

ガイドラインは2014年に最終案が発表された後，国内外の最新動向などを見据えて2017年9月に最終案の見直し案が発表された。この目次も見直し案のため，今後変更になる可能性がある。

は変わらず,解説がより詳細になり最新の知見に基づいた内容になっています。さらに添付文書などによる情報提供の内容や考え方まで示されています。

また,薬物相互作用の可能性を予測し,臨床試験の実施の判断や試験デザインの検討の参考にするため,生理学的薬物速度論(physiologically based pharmacokinetics；PBPK,次ページのコラム参照)(図1)が紹介され,どの

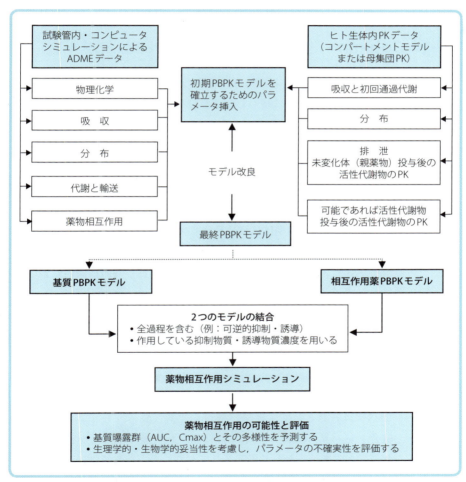

図1 基質薬と併用薬による薬物相互作用の可能性を探索するPBPKモデル

〔U.S. Food and Drug Administration：Drug Interaction Studies: Study Design, Data Analysis, Implications for Dosing, and Labeling Recommendations (Draft Guidance). 2012より〕

ように活用するのかが解説されています。この手法は欧米でもすでに用いられており、例えば2012年に承認されたニュープロ®パッチ（ロチゴチン）でもPBPKが用いられています[6]。

ガイドラインではADMEに加えて、トランスポーターに対する考え方についても紹介されています。2013年にインタビューフォームの作成手引きが改訂されたので、最近では添付文書にトランスポーターに関する記載がなくてもイ

Column ▶ 生理学的薬物速度論（PBPK）モデル

臨床薬理学的審査の主たる役割は、特定の患者群におけるPK/PDを検討し、より充実した情報に基づく医薬品投与を決定することにあります。しかし、理論的にはヒトでの試験計画を立てることができても、倫理的あるいは実務的な問題のために企業が実施できる臨床試験の数が限定されることもあります。そこで米国食品医薬品局（FDA）では、臨床試験以外の知見をもとにPK/PDの予測をすることが可能な場合に、臨床試験以外の手法を用いたデータも認めようとしています。欧州医薬品庁（EMA）でも2018年半ばにPBPKシミュレーションに関するガイダンスの施行を目指しています。

薬物相互作用を予測するには、患者における内因性・外因性要因の影響を評価し、さまざまなモデルを最大限に活用することが必要です。2012年2月にFDAが提示した薬物相互作用検討試験に関するガイダンス案[8]では、新薬の代謝酵素由来の相互作用の可能性を評価する際にモデルを活用することを企業に求め、初期段階における基本的なモデルからPBPKモデルを含むmore mechanistic models（多くの要素が複合しているより機構的なモデル）まで段階的な活用を想定しています。PBPKモデルはパラメータとして生理学に基づく要素（酵素、トランスポーター、結合タンパク、血流、GFR、腎機能、肝機能、年齢）を組み入れることのできるモデルとして提案されており、また薬物特性に依存するパラメータ〔主薬と併用薬のdrug disposition（薬物動態），drug action（薬物反応）〕もモデルに挿入します。

ンタビューフォームで解説されている場合もあります〔例：テノゼット®錠（テノホビル ジソプロキシルフマル酸塩）〕。

　薬物相互作用に関する情報提供と注意喚起は，薬物動態の変動が治療効果や副作用発現に影響するかどうかという観点で考えます。ガイドラインでは「併用禁忌（併用しないこと）」について，薬物動態の変動の程度にかかわらず重篤な副作用が発現する可能性が高く，それが当該薬に期待される治療効果の臨床的重要性を上回る場合に記載するとしています。

　類薬については，モデル解析やシミュレーションで得られた情報を活用することや，注意喚起する場合は，あくまでも有効性・安全性，対処法などの臨床的要因を考慮したうえで添付文書への記載が検討されます。

添付文書以外の参照情報

　添付文書に薬物動態学的相互作用の記載がない場合，開発時点で何らかの知見はなかったのかどうか，どのように確認したらよいでしょうか？

　それには審査報告書が有用です。例えばベンテイビス®吸入液（イロプロスト）の添付文書には，同剤が効いた結果として併用薬の効果にも影響を与えるという類の相互作用が記載されていますが（図2），審査報告書をみると，*in vitro* で

薬剤名等	臨床症状・措置方法	機序・危険因子
降圧剤・血管拡張剤 　カルシウム拮抗剤 　アンジオテンシン変換酵素阻害剤 　利尿剤 　プロスタグランジンE1, E2, I2 　誘導体製剤等	血圧低下作用を増強するおそれがあるので，観察を十分に行い，必要に応じて用量調節すること。	本剤の血管拡張作用により，降圧作用が増強することが考えられる。
抗凝固剤 　ヘパリン製剤，ワルファリンカリウム等	出血の危険性が増大するおそれがあるので，観察を十分に行い，注意すること。	本剤の血小板凝集抑制作用により，出血傾向が増強される。
血小板凝集抑制作用を有する薬剤 　クロピドグレル硫酸塩，チクロピジン塩酸塩，アスピリン，非ステロイド性解熱鎮痛消炎剤等		

図2　ベンテイビス®吸入液（イロプロスト）の「相互作用」の記載
〔バイエル薬品株式会社：ベンテイビス吸入液，添付文書より〕

の薬物動態学的相互作用について「検討結果が提出されていない」と報告されています[7]。さらに，PMDAではトランスポーターを介した同剤の薬物動態学的相互作用の可能性を企業に問い合わせ，結論として，本来であれば基質特性および阻害作用に関する検討を行うべきだったとしています。PMDAが指摘しているように，企業は今後も公表論文などから情報収集を行い，新たな知見が得られた場合には医療現場へ適切に情報提供することが求められます。同時に，臨床現場にいる薬剤師としても，常に論文などの情報に注意を払う必要があります。

　もう一つの例として，厚生労働省の「医療上の必要性が高い未承認薬・適応外薬検討会議」を経て2010年12月に企業へ開発要請が行われ，2015年7月に承認されたプラケニル®錠（ヒドロキシクロロキン硫酸塩）の場合，欧米では50年近く使用されている実績もあったことから，企業が承認申請のために改めて行った試験ではなく，トランスポーターに関する*in vitro*試験や健康成人を対象とした薬物動態の臨床研究の論文が審査で検討されています。審査報告書では，代謝酵素が同定されていないことが述べられているなど，情報が限られて

Column ▶ 相互作用による市販後の撤退

　安全性を理由として市場撤退する医薬品は後を絶ちません。世界的にも1990〜2004年の間に34の医薬品が市場撤退しています[9]。日本で相互作用による副作用の問題が注目されることになったのは，薬害の一つとしてよく取り上げられているソリブジンとフルオロウラシル系薬剤との相互作用の事例です（表2）。本文で紹介した2001年の通知や，2014年の薬物相互作用ガイドラインなどにみられるとおり，開発時点からの相互作用の検討は以前より進んでおり，近年では安全性速報（ブルーレター）による注意喚起が2013年にあったものの，相互作用の問題で国内市場から撤退した薬はありません。なお，ブルーレターは2005年から試行的に作成され始めたものの，緊急安全性情報（イエローレター）との区別が曖昧でしたが，2011年に運用が明確化されました[10]。

いるなかでの承認ということで，薬物相互作用に関する注意喚起も海外の論文をもとに検討されました。プラケニル®錠の添付文書で相互作用の項の多くに「機序不明」と書かれているのはこのためだと考えられます。

　できる限りの情報を集めて審査を行っても，不明なことはたくさんあります。薬剤師としては，添付文書や審査報告書に書いてある情報を使うとともに，情報がない場合は必ずしも安全性が確認されているわけではないと考え，いかに患者さんに気を配るべきか考慮することが必要なのではないでしょうか。

表2　相互作用が原因の注意喚起などの事例

発出年	原因薬（主な適応症あるいは薬効）	状況
1993年*	ソリブジン（帯状疱疹） フルオロウラシル系薬剤（がん）	ソリブジンがフルオロウラシル系抗がん薬の代謝を阻害する。 ※ソリブジンは2006年に市場撤退
1996年*	小柴胡湯（慢性肝炎，気管支炎など） インターフェロン（胃がん，C型肝炎など）	どちらも副作用として間質性肺炎が知られており，併用により副作用が増強された。
1997年*	テルフェナジン（抗アレルギー） イトラコナゾールなど	テルフェナジンの代謝が競合的に阻害されて未変化体の血中濃度が上昇する。 ※テルフェナジンは2001年に市場撤退
1999年	アステミゾール（抗ヒスタミン） CYP3A4阻害薬	アステミゾールの代謝が阻害されて副作用（QT延長）が増強される。 ※アステミゾールは1999年に市場撤退
2001年	セリバスタチン（脂質異常症） ゲムフィブロジル（フィブラート製剤，日本未承認）	ゲムフィブロジル製剤との相互作用が欧米で問題となった。2001年セリバスタチンの日本市場撤退の理由としては，高用量で使用した際の横紋筋融解症の発現増加や，米国で発売中止となったことがあげられる。
2013年**	イグラチモド（関節リウマチ） ワルファリン（抗血小板）	機序不明

注：シサプリド（消化管運動賦活調整薬）は，イトラコナゾールなどのアゾール系抗真菌薬との併用による副作用の増強が疑われたが，シサプリド単独使用でQT延長などの心血管系障害が起きることが示唆されているため，上の一覧には含めていない。シサプリドは2000年に市場から撤退している。
＊：イエローレター発出　　＊＊：ブルーレター発出

10 副作用①
記載の特徴と安全性情報の活用

　　Pharmacovigilance（ファーマコビジランス，ファルマコビジランス）あるいは医薬品安全性監視という言葉を聞いたことはあるでしょうか？　世界保健機関（WHO）では「医薬品の有害な作用または医薬品に関連する諸問題の検出，評価，理解および予防に関する科学と活動」と定義しています。それは製薬企業がやること，と思われているかもしれません。しかし，副作用や相互作用，患者さんへのより適切な使用方法の検討などは医学・薬学に基づく科学的な活動であり，また有害事象など医薬品の安全性に関する情報の収集や提供は企業だけで成り立つ活動ではなく，関係者の組織横断的な協力による社会的な活動です。患者さんに起こった安全性の懸念に気づいて報告し，入手した安全性情報を活用することは，医療現場の医師や薬剤師の責務です。また，添付文書の改訂に伴う副作用の評価については，厚生労働省，PMDAや企業が行っていますが，その際は医師の医学的知見を踏まえて安全対策措置が判断されています。本章では，添付文書の副作用の記載について紹介します。

副作用の記載方法

　　副作用の記載は「重大な副作用」と「その他の副作用」の2つに大きく分けられますが，これらの項目の前に「副作用発生状況の概要」を記載することになっています。ここには医薬品の承認に関わる治験を含む臨床試験や調査（使用成績調査など）に基づいた内容——調査症例数，記載時期（承認時，安全性定期報告時，再審査終了時，再評価結果など）を明記します（図1下線部）。

　　副作用の欄に示される発生頻度は，論文などを根拠にした数値ではなく，国と企業で合意された調査症例数が明確な調査結果に基づいています。例えば，市販直後調査で得られる情報は副作用が疑われる症例の報告であり，どれだけの患者さんに投与されたのかという正確な調査対象患者数は不明です。つまり分母不明のため副作用発生割合は算出できず，市販直後調査で特定された副作用は「頻度不明」として添付文書に追記されているのが現状です（図1波線

部）。一方，使用成績調査や市販後臨床試験で得られた情報は，対象となる患者さんが特定されており，発生割合が算出されます。また，後発医薬品のように調査を実施していない場合，「本剤は使用成績調査等の副作用発現頻度が明確となる調査を実施していない」などと記載されています。

「重大な副作用」については，「当該医薬品にとって特に注意を要するものを記載すること」と記載要領[1]で決められています。"特に注意を要する"の解釈ですが，致死的かどうか，後遺症のおそれがあるかどうかといった点が考慮されます。特に医薬品規制調和国際会議（ICH）の合意に基づき，「重篤な副作用」として副作用報告の対象となる場合は以下となっています。

①死亡

②障害

③死亡または障害につながるおそれのある症例

④治療のために病院または診療所への入院または入院期間の延長が必要とされる症例

⑤ ①～④までに掲げる症例に準じて重篤である症例

⑥後世代における先天性の疾病または異常

---

4. 副作用
　承認時までの臨床試験では，897例中78例（8.7％）に副作用が認められた。主な副作用は胃不快感，そう痒感，手指しびれ，不眠，下痢，胸やけ，便秘，頭痛，全身倦怠（感）であった。また，主な臨床検査値異常変動は γ-GTP上昇，ALT（GPT）上昇，テストステロン低下，AST（GOT）上昇，CK（CPK）上昇であった。
　市販後の使用成績調査では，4,805例中576例（12.0％）に臨床検査値異常を含む副作用が認められた。

（再審査結果通知：2010年3月）

(1) 重大な副作用
1) 横紋筋融解症，ミオパチー（いずれも頻度不明）：筋肉痛，脱力感，CK（CPK）上昇，血中及び尿中ミオグロビン上昇を特徴とする横紋筋融解症があらわれ，急性腎不全等の重篤な腎障害があらわれることがあるので，観察を十分に行い，このような症状があらわれた場合には直ちに投与を中止すること。また，ミオパチーがあらわれることがあるので，広範な筋肉痛，筋肉圧痛や著明なCK（CPK）の上昇があらわれた場合には投与を中止すること。

（後略）

図1　リピトール®錠（アトルバスタチンカルシウム）の「副作用」の記載（下線部が副作用発生状況の概要）

〔アステラス製薬株式会社：リピトール錠，添付文書より〕

10 副作用①

海外でのみ報告されている副作用も記載することになっているのですが，添付文書に特に記載のない限り，その副作用が海外でのみ報告されているものなのか，日本人の報告があるのかはわかりにくくなっています。市販後に副作用が追加された場合には，厚生労働省の薬事・食品衛生審議会に設置されている医薬品等安全対策部会の資料でその背景を確認することができます。例えば，キイトルーダ®点滴静注（ペムブロリズマブ）は2017年4月に心筋炎が「重大な副作用」に追加されましたが，その理由として医薬品等安全対策部会の資料に「海外症例が集積しCCDS[a] が改訂されたことから，専門委員の意見も踏まえた調査の結果，改訂することが適切と判断した」と記載されており[2]，添付文書を改訂した時点では国内症例がないことがわかります。なお，類薬で知られている重大な副作用についても，必要に応じて記載することになっています。

「その他の副作用」の記載は，発現部位別，投与方法別，薬理学的作用機序または発現機序別などに分類して，表形式で記載することが記載要領[1] で推奨されています（図2）。副作用の発現機序，発生までの期間，具体的防止策，処置方法などが判明している場合はカッコ書きされることもあります。同様に，初期症状（臨床検査値の異常を含む）が認められた時点で投与を中止するなどの措置をとることにより症状の進展を防止できる場合には，その初期症状がカッコ書きされています。

なお，発現頻度を表す表現として，発売後時間が経過していて改訂が行われていない添付文書には「まれに」や「ときに」といった表現が残っています。しかし，具体的な数値を示すことが推進されていることから，最近の添付文書では「0.1％未満」，「5％以下」のように明記されています（図2）。

副作用情報の改訂のプロセス

2013年の改正により，薬機法第52条の2に基づき，添付文書は製薬企業があらかじめ厚生労働大臣へ届け出ることが必要な文書になりました。さらに使用上の注意などの変更が行われる場合には変更届の提出も必要になりました。副作用の

---

a) CCDS（company core data sheet；企業中核データシート）とは，医薬品に関して承認取得者によって用意される文書で，安全性情報に加えて，その製剤についての適応，用法・用量，薬理学などの情報に関連した資料を提示するものです。

4. 副作用

臨床試験において，総症例1,391例中，副作用が認められたのは269例（19.3％）415件で，主なものは，適用部位皮膚炎111例（8.0％），適用部位紅斑44例（3.2％），適用部位湿疹32例（2.3％）であった。

（1）重大な副作用

1) **ショック，アナフィラキシー**：フルルビプロフェンにおいて，ショック，アナフィラキシー（いずれも頻度不明）があらわれることがあるので，観察を十分に行い，胸内苦悶，悪寒，冷汗，呼吸困難，四肢しびれ感，血圧低下，血管浮腫，蕁麻疹等があらわれた場合には投与を中止し，適切な処置を行うこと。

（中略）

7) **意識障害，意識喪失を伴う痙攣**：フルルビプロフェン アキセチルにおいて，意識障害，意識喪失を伴う痙攣（0.1％未満）があらわれるとの報告があるので，観察を十分に行い，異常が認められた場合には投与を中止し，適切な処置を行うこと。

（2）その他の副作用

下記のような副作用があらわれた場合には，症状に応じて適切な処置を行うこと。

	5％以上	1〜5％未満	0.2〜1％未満	頻度不明
適用部位障害	皮膚炎	紅斑，そう痒感，湿疹，発疹	内出血，刺激感	浮腫
神経系障害			浮動性めまい	頭痛
胃腸障害			腹部不快感，胃炎，消化性潰瘍，腹痛，悪心，嘔吐，口内炎	便秘，下痢，食欲減退
過敏症			発疹	血管浮腫（顔面，眼瞼等），湿疹，紅斑，蕁麻疹，潮紅
臨床検査		血中尿素増加	血中クレアチニン増加，AST（GOT）増加，ALT（GPT）増加，尿中血陽性，血中ビリルビン	血圧上昇

図2　ロコア®テープ（エスフルルビプロフェン・ハッカ油）の「副作用」の記載

〔大正製薬株式会社：ロコアテープ，添付文書より〕

評価や情報提供に対する国の関与が法律によってより明確になったといえます。

　副作用に関する添付文書の改訂は，①厚生労働省の「使用上の注意の改訂」通知に基づく改訂，②同 事務連絡に基づく改訂，③企業の自主改訂に大きく分かれます。ただし，③企業の自主的な改訂とはいっても，厚生労働省からの指示文書がないだけで，改訂の内容に関するPMDAとの相談は必要です。副作用に関する情報が添付文書に追記される際は，製薬企業が責任をもって改訂

し，医療機関へ情報提供することが求められます。

　後発医薬品が存在するときは多くの場合，先発品企業が先導してPMDAと改訂内容について相談します。相談は，市販後に医療機関から入手した副作用報告の集積，国内で実施された使用成績調査などの結果や再審査の結果を踏まえて行われますが，国際的な整合性をとるための企業の対応（日本では症例報告がない場合を含む），また論文報告や海外規制当局の対応に基づいて検討されることもあります。PMDAの専門委員は1,300名以上登録されており[3]，すべての疾患領域を網羅し，医薬品医療機器等の審査やガイドライン作成など，さまざまなPMDA業務に協力しています。

　PMDAは提案した結果を厚生労働省へ報告し，それに基づき厚生労働省から「使用上の注意の改訂」通知・事務連絡を日本製薬団体連合会宛てに発出します[4]。国から個別企業に連絡する場合もありますが〔例：ラミクタール®錠（2015年2月4日ブルーレター発出時）〕[5]，後発医薬品や一般用医薬品では多数の企業が関わるため，図3にあるように企業側あるいは国側の窓口を一本化することで双方の事務手続きを簡素化しています。

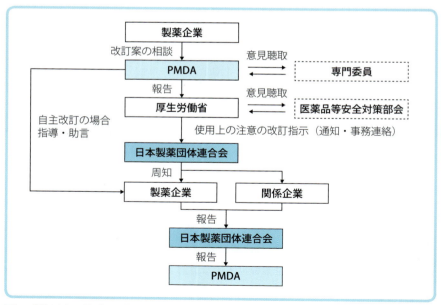

図3　「使用上の注意」が改訂されるまでの流れ

市販直後調査[6], [7]

　市販直後調査は2001年に導入された制度で，新医薬品の販売開始直後において重篤な副作用および感染症（以下，副作用等）の情報を迅速に収集し，必要な安全対策を実施し，副作用等の被害を最小限にすることを主な目的としています。また同時に，医療関係者へ新薬の適正使用を促すため，製薬企業が医療機関に対し確実な情報提供，注意喚起などを行い，適正使用に関する理解を促すという目的もあります。製薬企業が新薬の納入前に医療機関へ"安全性の観点から説明に行く"ということはそれまで行われていなかったため，導入当時はこの納入前の情報提供業務も画期的なものでした（図4，●印）。

　承認前に治験などから得られる医薬品の安全性情報は，患者数，併用薬，合併症，年齢などの患者背景について限定された状況のなかで収集されたものです。しかし，市販後は使用患者数が短期間に急激に増加したり，使用患者の背景（併用薬，合併症など）が多様化したりすることから，承認時には予測できなかった重篤な副作用等が発現したり，高頻度で副作用等が発現するなど，未知の事象が起こる可能性が否定できません。このため，市販直後調査の一環として，製薬企業などから医療機関に対し確実な情報提供，注意喚起などを行うことが重要になっています。多くの新薬で市販直後調査期間中にそれまで未知とされていた副作用が特定され，安全性情報が発信されています。

　なお，市販直後調査は「医薬品，医薬部外品，化粧品，医療機器及び再生医

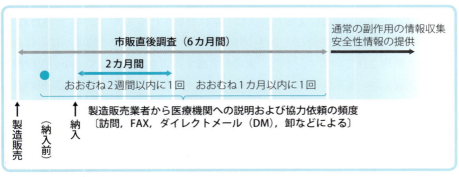

図4　市販直後調査の流れ

〔医薬品医療機器総合機構：市販直後調査に関する情報（http://www.pmda.go.jp/review-services/drug-reviews/review-information/p-drugs/0006.html）より〕

療等製品の製造販売後安全管理の基準に関する省令」[8]（GVP省令）に規定され，市販直後調査が必要な場合は承認条件として指示されますが，添付文書の「承認条件」の項目には記載されません（承認条件については第19章で解説）。市販直後調査は新薬の販売後半年間を目安に実施され，入れ替わりが多いので，調査期間中かどうかを知るにはPMDAの「市販直後調査に関する情報」[9]で最新の情報を確認したり，「医薬品・医療機器等安全性情報」を確認したりするのが最適です（p.98のコラム参照）。また，製薬業界では統一されたマークを使用して各社が各資材に掲載しており，市販直後調査中であることがわかるように情報提供しています。一方，次に述べる医薬品リスク管理計画（risk management plan；RMP）については，添付文書の承認条件に記載されています（例：図5の下線部）。

医薬品リスク管理計画（RMP）とは

　RMPは，欧州医薬品庁（EMA）が2006年に導入したのが始まりで，非臨床から現時点までの医薬品の有効性・安全性に関する情報が整理されています。医薬品の特性や懸念されるリスクをどのように評価し，またリスクが特定された場合にどのように対応するのか，ということが記載されます。EMAではその本文は非公開で，10ページ程度の概要のみ公開されています。

　日本では，同様の趣旨で「医薬品リスク管理計画」として2012年に導入されました。審査報告書は承認時の情報がまとめられ，その後更新されることはありませんが，RMPは添付文書と同様に"常に更新される文書"です。そのため，いま現在どのような重要な安全性の懸念があるのかについての情報が得られるものと期待されています。また，企業が実施する調査に携わっていない医療機関・薬局においても，企業がいったいどのような背景でどういった市販後の有効性・安全性に関する活動を行っているのかを知ることができる文書です。

　RMPには市販直後調査や使用成績調査などの実施の有無が記載されています。添付文書は現時点で公的に認められている副作用情報を把握することには適していますが，RMPでは添付文書に記載するまでに至らないけれどもリスクとして考えられる情報を確認することができます。なぜリスクであると考えているのか，それを確認あるいは予防するため市販後にどのような調査や活動

> **【承認条件】**
> 1. 医薬品リスク管理計画を策定の上，適切に実施すること。
> 2. 国内での治験症例が極めて限られていることから，製造販売後，一定の症例に係るデータが集積されるまでの間は，全症例を対象とした使用成績調査を実施することにより，本剤使用患者の背景情報を把握するとともに，本剤の安全性及び有効性に関するデータを早期に収集し，本剤の適正使用に必要な措置を講じること。
> 3. 2. の製造販売後調査について，承認のあった日後4年（以下，「中間報告期間」という。）までのデータを1. の医薬品リスク管理計画に基づいて取りまとめ，その結果を中間報告期間を経過した日から起算して3月以内に規制当局に提出すること。

図5 コパキソン®皮下注（グラチラマー酢酸塩）の「承認条件」の記載

〔武田薬品工業株式会社：コパキソン皮下注，添付文書より〕

を行うのかが記載されています。日常的に頻繁に用いるものではありませんが，国と製薬企業がどのような視点でどのような手法を用いて，市販後の医薬品の有効性・安全性を評価しようとしているのかの概要を理解することに役立ちます。使用成績調査などに協力する医療機関や，新薬勉強会を行っている医療機関や薬局で活用されているところも多いと思います。

　なお，本当に気をつけなければいけないのは，未知の副作用はこうしたリスクとして検討されていること以外に，思わぬ状況からも発生しうるということです。日頃から患者さんが医薬品を使用した後の状態に気を配り，何かあれば処方医などにも連絡し，適切に副作用報告するなど，薬剤師によるファーマコビジランス活動が不可欠です。その際，添付文書やRMP，製薬企業の販売促進の資材，審査報告書や申請資料概要などが，医薬品の特性を理解することに役立ちます。

　RMPはPMDAや企業のWebサイトで公開されています。PMDAの検索サイトは審査報告書や申請資料概要などを入手することができる重要なツールですので，使い慣れることをお勧めします（RMPはp.147〜148のコラムでも解説）。

・PMDA：医薬品リスク管理計画（RMP）

http://www.pmda.go.jp/safety/info-services/drugs/items-information/rmp/0002.html

副作用①

Column ▶ 医薬品・医療機器等安全性情報

　厚生労働省およびPMDAのWebサイトからPDFでダウンロードできる「医薬品・医療機器等安全性情報」という小冊子があります（図6）。薬剤師会や病院薬剤師会の会誌の巻末にも掲載されています。この小冊子は，インターネットが普及する以前から厚生省（当時）が発行しているものです。インターネットが日本で導入されたばかりの頃は，大学病院医療情報ネットワーク（UMIN）がデータ提供していました。現在，1997年度途中以降の情報は，厚生労働省やPMDAのWebサイトから閲覧できます[10], [11]。

　本冊子の構成は，最初にトピックがあり，「重要な安全性情報」，「使用上の注意の改訂」，「市販直後調査の対象品目一覧」と続きます。「使用上の注意の改訂」情報のうち，新たに重篤な副作用として追記されたなどの重要な安全性情報については，具体的な症例が紹介されています。検査値や症例の経過などが示されているので特に臨床で参考になります。改訂のきっかけとなった情報源については，以前は通知や本冊子に〈参考〉として「企業報告」や「文献報告」と明記されていました。最近は，「重要な安全性情報」については本冊子でより詳しく紹介されていますが，一方で「使用上の注意の改訂」ではNo.233（2007年2月発行）以降にこうした記載がなくなりました。文献を改訂根拠としている場合はその文献が提示されるほうが望ましいと思いますが，最近の改訂の根拠は多くが文献ではなく企業報告だということも，こうした表記の変遷の理由かもしれません。

　なお，「使用上の注意の改訂」に関する調査結果報告書が2011年8月からPMDAのWebサイトに掲載されるようになりました[12]（第11章の図2参照）。PMDAの情報発信はWebサイトが基本となっており，医薬品情報（DI）業務ではこのWebサイトを使いこなすことがますます必要になっています。

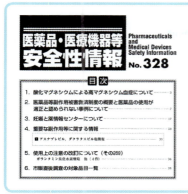

図6 医薬品・医療機器等安全性情報

〔厚生労働省:医薬品・医療機器等安全性情報. No.328, 2015より〕

 Column ▶ 製薬企業が市販後に行う調査および臨床試験

　承認内容に関連した情報として，再審査または再評価申請の際に資料を添付することを前提として，製薬企業が自社の医薬品の品質，有効性および安全性に関する情報の収集・検出・確認または検証のために行う調査や試験があります[13]。目的にあわせて前向きに収集するために患者の登録が必要で，そのため医療機関と製薬企業との間で契約が結ばれます。

　具体的に，①日常診療において医薬品を使用する患者の条件を定めることなく，副作用による疾病などの発現状況および品質・有効性・安全性に関する情報の検出または確認を行う調査を「使用成績調査」，②診療では得られない品質・有効性・安全性に関する情報を収集するために，承認された効能・効果および用法・用量を超えない範囲で行う臨床試験を「製造販売後臨床試験」と呼び，これは治験と同様にGCP省令が適用されます（図7）。使用成績調査に比べて製造販売後臨床試験が求められている薬は少ないですが，例えばゼローダ®錠（カペシタビン）があ

10 副作用①

ります。また，日本では臨床試験を行わず，海外で実施される臨床試験の結果を求めることを承認条件として設けている薬もあります。2018年4月からは，医療情報データベース取扱事業者が提供する医療情報データベースを用い，医薬品の副作用による疾病などの種類別の発現状況ならびに品質，有効性および安全性に関する情報の検出または確認のために行う「製造販売後データベース調査」が加わりました。

なお，本文で紹介した「市販直後調査」は，副作用など安全性情報収集活動であるいわゆる市販後調査の一部です。単に情報収集するだけでなく，診療において副作用を未然に防ぐための適正使用の情報提供を行うこともあわせて求められており[8]，製薬企業から処方医や医療機関に向けて新薬の適正使用の協力をお願いすることになります。

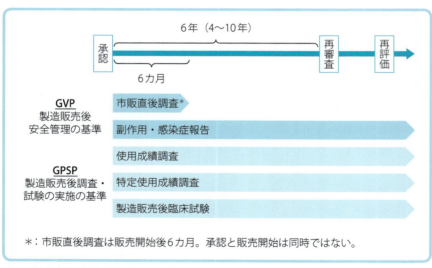

図7 製薬企業が実施する市販後調査・臨床試験の基本的枠組み

〔笹林幹生，他：医薬産業政策研究所リサーチペーパー，No.33，2006より〕

Memo

11 副作用②
因果関係はどのように評価される？

　第10章では「使用上の注意」欄のうち副作用の記載について紹介するとともに，市販後に安全性情報を収集するための主な制度について紹介しました。患者さんに起こった未知の有害事象に医師や薬剤師が気づいたからといって，真に医薬品との因果関係があるとは言いきれません。それでは，「因果関係」とは医薬品と有害事象とのどのような関係を指すのでしょうか？

　副作用と薬との「因果関係」の評価方法は世界中の多くの研究者によって学術的に検討されてきましたが，臨床応用の分野になるので大学在学中に学ぶことは難しいと思います。行政はどのようにして因果関係があると評価しているのでしょうか？　添付文書に記載されている副作用はすべて因果関係があると証明されているのでしょうか？　本章ではそのような視点から，添付文書に記載される副作用を考えてみます。

添付文書に記載されている副作用と因果関係

　副作用については多くの研究者や組織がそれぞれ定義を提案しており，世界保健機関（WHO）では1972年に「有害かつ意図されない医薬品に対する反応で，疾病の予防，診断，治療または身体的機能の修正のためにヒトに通常用いられる量で発現する作用」[1]と定義しています。その後，2000年にLancet誌に発表された定義[2]もファーマコビジランス 研究者の間で国際的に知られています。いずれも因果関係を示唆する言葉で表現されています（表1下線部）。一方，各国の規制の調和を図る医薬品規制調和国際会議（ICH）では，医薬品との因果関係の有無は関係なく投与後に発生した事象を「有害事象」（adverse event），因果関係（causal relationship）が"疑われる"事象を「副作用」（adverse drug reaction）と定義しており（表1太字部分）[3]，安全対策措置を検討するために疑い症例を含めて幅広く情報収集しようとする姿勢がうかがえます。

　では，因果関係があるかどうかをどのように評価するのでしょうか。因果関

表1　さまざまな副作用（adverse drug reaction）の定義

- Any response to a drug which is noxious and unintended, and which occurs at doses normally used in man for the prophylaxis, diagnosis, or therapy of disease, or for the modifications of physiological function.（WHO, 1972）
- An appreciably harmful or unpleasant reaction, resulting from an intervention related to the use of a medicinal product, which predicts hazard from future administration and warrants prevention or specific treatment, or alteration of the dosage regimen, or withdrawal of the product.（Edwards and Aronson, 2000）
- A reaction, in contrast to an event, is characterized by the fact that a causal relationship between the drug and the occurrence is **suspected**.（ICH, 2003）

係は，ある事象とある事象との間に生じている原因と結果の関係です。つまり，医薬品Aと事象Xとの間に原因と結果の関係があれば，事象Xは医薬品Aを原因とする副作用であるといえます。事象Xが起こった原因が医薬品Aとは別に明確に存在する場合，事象Xは医薬品Aによる副作用ではありません。また，因果関係がはっきりしない場合，事象Xは有害事象であっても副作用とはいえませんし，「副作用の疑い」（suspected adverse drug reaction）にとどめておく必要があります。因果関係があると判断できるということは，想定されうる他の原因が否定される，臨床試験で検証されるなど，ある程度エビデンスレベルが高いということです。厚生労働省は薬事・食品衛生審議会の医薬品等安全対策部会で副作用報告の数を定期的に公表していますが，これは正確にいえば「副作用が疑われる症例の報告」の数で，因果関係については症例ごとの評価が必要です。

　それでは，添付文書に記載されている副作用とはどういった意味をもつのでしょうか。「副作用の疑い」から副作用と断定できるエビデンスが得られたということでしょうか。免疫調整薬プラケニル®錠（ヒドロキシクロロキン硫酸塩）を例に（図1），前述のWHOの定義を用いて頭痛について言い換えるとすれば，「国内臨床試験において本剤を投与された101例中3例に，本剤を原因とする頭痛が発現した。この3例については，頭痛を引き起こした他の原因の可能性も検討したうえで本剤を原因と判断した」ということです。なお，審査報告書にある臨床試験の結果として，プラケニル®錠投与後55週まで観察した安全性解析対象集団（77例）においては，頭痛6例が「有害事象」として報告さ

> **4. 副作用**
> 　国内臨床試験において本剤を投与された101例中31例（30.7％）に副作用（臨床検査値異常を含む）が認められた。主な副作用は下痢10例（9.9％），<u>頭痛</u>，中毒性皮疹および蜂巣炎各3例（3.0％）等であった。（承認時）

図1 プラケニル®錠（ヒドロキシクロロキン硫酸塩）の「副作用」の記載

〔サノフィ株式会社：プラケニル錠，添付文書より〕

れています。この3例と6例の違いは，市販後では因果関係が否定された症例を除いた「副作用」が疑われる症例の報告数であるのに対し，開発段階ではより幅広く「有害事象」を情報収集するために生じます。

　また，市販後に副作用が追記される場合の根拠をみてみると，数症例の報告に基づいていることもありますし，日本での症例報告がなくても海外で症例報告があったことがきっかけで追記されることもあります。これらの因果関係の評価については，PMDAのWebサイトに掲載されている使用上の注意の改訂に関する調査結果概要が参考になります（図2）。

因果関係の評価方法

　添付文書に記載されているものの，プラケニル®を服用した患者が頭痛を訴えたらそのすべての患者が副作用を発現したといえるのでしょうか。副作用報告をする場合，本来の意味で因果関係が認められる「副作用」を報告している場合と，「副作用の疑い」を報告している場合があるはずです。副作用の定義に照らし合わせると，その患者においてプラケニル®と頭痛との間に因果関係があるかどうかを評価する必要があります。「ある患者さんが医薬品Aを服用した後に頭痛を訴えた」，これしか情報がない状況では，医薬品Aと頭痛に因果関係があるとは判断できません。では，因果関係を検討する際にどのような点を考慮すればよいのでしょうか。

　海外の研究者によって因果関係を検討する際のさまざまな指標が検討されてきました。その一つとしてNaranjoのスコアがあり（表2），医薬品安全性関係の資料でもよく紹介されています。臨床現場では，この程度のシンプルなもの

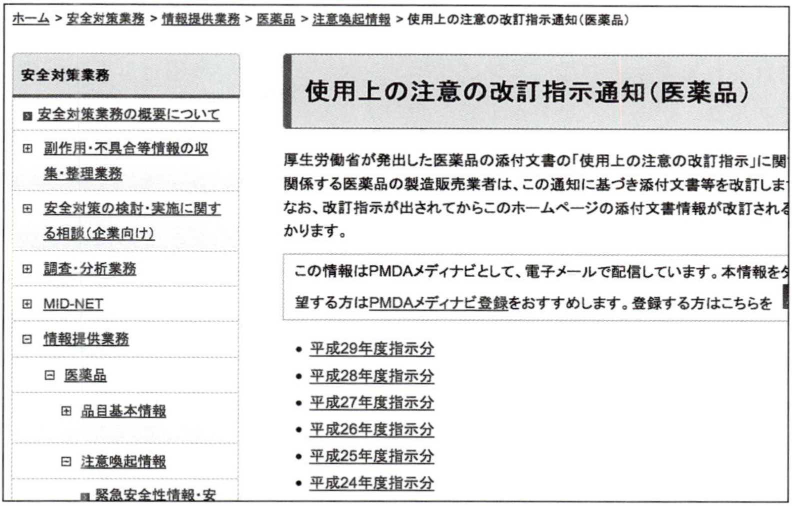

図2 使用上の注意の改訂情報（PMDAのWebサイト）

〔医薬品医療機器総合機構：使用上の注意の改訂指示通知（医薬品）（http://www.pmda.go.jp/safety/info-services/drugs/calling-attention/revision-of-precautions/0001.html）より〕

を知っておくだけでも，患者が訴える有害事象と医薬品の関連性に気づきやすくなると思います。一方で，製薬企業は自社の医薬品に対する責任があります。因果関係を評価する指標の例がWHO関係の検討グループからも提案されていますが（表3）[4]，現在こうした視点からの製薬企業から医療関係者への情報提供が少ないことは残念です。

　また，先人達は副作用をいくつかに分類してきました。詳細は割愛しますが，よく知られているのがRawlinsとThompson[5] が提唱した「薬理学的に発現するタイプA」と「idiosyncratic（患者特異的）に発現するタイプB」に大別するもので，さらにそれを発展させて遅発性など発現の特性を表した分類も発表されています（図3）。タイプAの副作用の発現機序は，薬理学，薬物動態学，薬力学，薬剤学など医薬品自体の特性に基づくもので，肝代謝酵素に依存する有効性の欠如や作用の増強，肝障害や血液障害など比較的予想できるものです。投与量や毒性，代謝経路など細分化して考えることができます。一方，タイプBは発現機序が解明されていなかったり，薬の特性に依存するのではなく

11 副作用②

むしろ患者側の生体反応に由来したりとさまざまで，投与後の反応として予想できないものです。例えばアナフィラキシーショックやアレルギー反応などがあげられます。その他，コンプライアンスが悪いという場合も薬の特性が原因であることがあり，患者が十分な薬の恩恵を得られないことから，副作用とは別の視点で医薬品適正使用の検討課題となります。

表2　Naranjo scale（有害事象の因果関係）

Question 質問	Yes はい	No いいえ	NA 不明	Score 点数
Are there previous conclusive reports on this reaction ? この反応に関する決定的な前例はあるか？	+1	0	0	
Did the adverse event appear after the suspected drug was administered ? 有害事象は被疑薬投与後に発現したか？	+2	−1	0	
Did the adverse reaction improve when the drug was discontinued or specific antagonist was administered ? 有害事象は，被疑薬の投与が中止されるか特定の拮抗薬が投与されたときに，改善したか？	+1	0	0	
Did the reaction appear when the drug was readministered ? 被疑薬を再投与したときに，有害事象が発現したか？	+2	−1	0	
Are there alternative causes（other than the drug）that could on their own have caused the reaction ? 有害事象を引き起こすような，被疑薬以外の別の原因があるか？	−1	+2	0	
Did the reaction appear when a placebo was given ? プラセボが投与されたときに有害事象が発現したか？	−1	+1	0	
Was the drug detected in the blood（or other fluids）in concentrations known to be toxic ? 被疑薬は，中毒とみなされる程度の濃度で血中（またはその他の体液中）に検出されたか？	+1	0	0	
Was the reaction more severe when the dose was increased or less severe when the dose was decreased ? 反応は用量依存的（増量で重症化し，減量で軽減される）か？	+1	0	0	
Did the patient have a similar reaction to the same or similar drugs in any previous exposure ? 患者は，過去に，同じまたは同種同効薬に対する同様の反応を経験したことがあるか？	+1	0	0	
Was the adverse event confirmed by any objective evidence ? 客観的な証拠により有害事象が確定されたか？	+1	0	0	

〔野村香織：月刊薬事，50：940，2008より〕

医薬品安全性シグナルと因果関係

医薬品安全性シグナルの定義は2002年にWHO関係機関が提唱したのが始まりで、「それまでに知られていなかったか、または不完全にしか証拠づけられていなかった有害事象と因果関係の可能性に言及している情報」を指します[6]。それ以降、規制当局や論文などでさまざまに定義されていますが、考え方とし

表3 Hill（1965）の因果関係の評価視点を参考に提案された指標

	因果関係を評価する際の視点
A. 個別症例に基づくエビデンス	1. リチャレンジ陽性（訳注：再投与による再発） 2. 疑いの余地がない（明確に特徴づけられ、文書化された症例の病歴が存在する） 3. 事象発現までの時間に説得力がある 4. デチャレンジ陽性（訳注：投与中止で消失） 5. 交絡するリスク因子がない 6. 曝露量や曝露期間から原因と効果の一貫した説得力のある説明が可能 7. 正確な病歴が裏づけられている 8. その症例の場合、疑いの余地がなく容易に評価できる 9. 併用治療が原因である可能性が低い 10. その他の治験責任（分担）医師による判断 11. 他に説明できる原因がない
B. 複数の症例に基づくエビデンス	1. 安全性に的を絞った試験でのポジティブな結果 2. 発現割合がプラセボや対照薬に対して一貫して高い（統計的に有意であるかは問わない） 3. 用量反応関係が認められる（固定用量あるいは漸増法の試験） 4. その事象による中止症例の割合が対照群より高い 5. 対照群に比較して、より早期に発現している、あるいは重症度が高い 6. 関連する症状のパターンに一貫性がある 7. 発現までの時間に一貫性がある 8. 異なる試験間で一貫した傾向が観察される 9. 臨床的状態や潜伏のパターンが一貫している
C. 有害事象、薬剤（薬効群）についての既知の知見	1. 過量投与の結果として知られている 2. 対象となる患者集団では（その薬なしで）起こることはまれな事象である 3. 歴史的に、薬剤性の事象であることが知られている（Stevens-Johnson症候群、好中球減少症など） 4. 薬物相互作用などの臨床薬理学的エビデンス 5. 既知の作用機序 6. 既知の同種同効薬効果 7. 動物モデル、in vitroモデルでの同様な所見 8. その事象を引き起こす他の薬剤との特性の類似性

〔CIOMS：Appendix 7. Management of safety information from clinical trials：Report of CIOMS Working Group Ⅵ. pp275-277, 2005より〕

11 副作用②

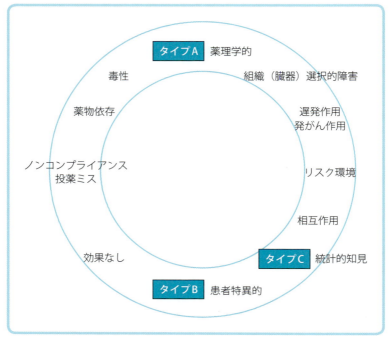

図3 医薬品関連の問題の分類図

〔Meyboom RH, et al：Drug Saf, 22：415-423, 2000より〕

ては，一つあるいは複数の情報源に基づいていて，さらなる探索や調査検討を要すると考えられる，薬物治療と有害または有用な事象との因果関係を示唆する情報，といえます。

このときの情報源は，臨床・非臨床の研究結果であったり疫学研究であったりします。また，副作用の疑いがある症例の情報もこのシグナルの一つです。シグナルはその文献の内容や症例の経過から判断するなどの質的なものと，1990年頃から開発された統計学的手法を用いた定量的な検出方法があります。症例の評価については前述のとおりです。

質的なシグナルの一つとして，PMDAが発信する情報があります。厚生労働省およびPMDAでは，①医薬品との関連性を評価中であるが，使用上の注意の改訂などにつながるものとして注目しているリスク，また，②研究論文などの結果に基づき外国規制当局や学会などが注目し，厚生労働省および

表4 行政が評価中の段階にある医薬品リスト（2017年10月末時点）

①使用上の注意の改訂等につながりうる注目しているリスク情報

一般名など	評価中のリスク情報など
レベチラセタム	悪性症候群
クロルヘキシジングルコン酸塩	アナフィラキシー
モキシフロキサシン塩酸塩（経口剤）	横紋筋融解症
アモキシシリン水和物およびその配合剤	血小板減少症
リナグリプチン	間質性肺炎
ヒトパピローマウィルス（HPV）ワクチン	疼痛関連症状

②外国規制当局や学会等が注目し，厚生労働省およびPMDAが評価を始めたリスク情報

一般名など	評価中のリスク情報など
ベバシズマブ	米国における乳がんの適応削除
ソマトロピン製剤	死亡リスク

①，②とも随時，評価結果が公表される。

〔医薬品医療機器総合機構：医薬品に関する評価中のリスク等の情報について（http://www.pmda.go.jp/safety/info-services/drugs/calling-attention/risk-communications/0001.html）より〕

PMDAにおいて評価を始めたリスクについて，2011年より情報提供を行っています（表4）[7]。添付文書で注意喚起されている副作用を含め，患者への投薬後のフォローアップは欠かせませんが，添付文書に記載されていないリスクについても今後起きる可能性があると評価した結果として添付文書を改訂した場合は，添付文書で情報提供されるため，表の注目される医薬品一覧からは削除されます。

　統計学的な手法は，大量の症例データが蓄積され大規模データベースの構築や活用が盛んになってきたことに伴い，膨大な情報から検討すべき情報の優先順位をつける際の参考として利用されています。統計学的手法の詳細は割愛しますが，もとの情報は自発的に報告されたものですが，副作用報告がすべての医薬品のすべての副作用について報告されているわけではなく，また報告数や全体における報告割合に依存するので，検出されたシグナルは偶然による可能性もあります。また，統計学的検出手法によってシグナルを算出する際は，報告の背景にあるバイアスや交絡を考慮することが難しいことや，

11 副作用②

多くの「副作用の疑い」症例が情報の基本となっていることからも，算出されたシグナルが臨床的に正しいかや因果関係がない可能性も留意する必要があります。

> **Column ▶ 重篤副作用疾患別対応マニュアル**
>
> 　副作用は，原疾患とは異なる臓器で発生することが多々あります。また，発生頻度が低い副作用は臨床現場において医療関係者が遭遇する機会が少ないため，気づくことが遅れてしまうおそれもあります。重篤副作用疾患別対応マニュアルは，医師，薬剤師などの医療関係者による副作用の早期発見・早期対応に役立ててもらうため，特に重篤な副作用について2005〜2010年度にかけて作成されました（現在75疾患）。記載される項目は下記のように整理されていますが，医師の診断や治療に関する内容が中心です。薬剤師の場合はマニュアルに付属している一般向け資料を用いて，患者に気をつけるべき初期症状を説明するなど服薬指導の参考になると思います。
> ・早期発見と早期対応のポイント：初期症状や好発時期，必要な対応など
> ・副作用の概要
> ・副作用の判別基準（判別方法）
> ・判別が必要な疾患と判別方法：当該副作用と類似の症状などを示す他の疾患や副作用の概要や判別（鑑別）方法
> ・治療法
> ・典型的症例
> ・引用文献・参考資料
> 　マニュアルは厚生労働省のWebサイト[8]やPMDAのWebサイトでPDFが公開されています。また，書籍版は日本医薬情報センター（JAPIC）から出版・販売されています。2017年度からは順次，見直しや新規作成が進められており，スティーヴンス・ジョンソン症候群（SJS），中毒性表皮壊死融解症（中毒性表皮壊死症；TEN）の改定版が公表されました。

Column ▶ 医薬品副作用被害救済制度

　薬が原因と考えられる健康被害を受けた患者を経済的に救済するために1980年に法制化された制度で，キノホルムによる副作用の社会的問題をきっかけに作られた日本独特の制度です。

　医薬品の性質上，副作用が生じる危険性は否定できないものです。しかし万が一起きた場合に，その健康被害について訴訟を提起してから実際に救済されるまでには時間がかかること，かつ，訴訟を起こす被害者（患者）側に立証責任があることから，訴訟によって医療費などの損害賠償を請求することは非常に難しいものです。そのため，医薬品副作用被害救済制度では，医薬品などを適正に使用したにもかかわらず発生した副作用による健康被害を受けた方に対して，医療費などの給付を行い，被害を受けた方の迅速な救済を行っています。現在は，PMDAにおいて患者などからの申請を受け付けて事実関係を調査し，給付の判定を厚生労働大臣へ申し出ます。なお，本制度の対象となる医薬品には一般用医薬品も含まれており，一般用医薬品業界の自主的な取り組みとして，外箱に以下のように救済制度の連絡先を記載することにしています。

独立行政法人 医薬品医療機器総合機構
副作用被害救済制度相談　0120-149-931（フリーダイヤル）

　患者などが給付を受けるには，医薬品の使用が適切であったこと，健康被害の程度が入院相当以上であったことが条件となります。また，抗がん薬など対象除外の医薬品もあります。原疾患によるものなど，医薬品により発現したとは認められない場合もあります。請求されたものの不支給と判定されたケースは全体の18％あり（2012～2016年度）[9]，資料不足が原因で判定不能となる場合もあります。請求に必要な資料は患者などが集めることになるため，医療機関や薬局による積極的な情報提供の協力が不可欠となっています。

12 高齢者への投与
加齢に伴う機能変化と適正使用

　一般の新聞やテレビでも高齢者に処方される医薬品の問題，特に多剤併用や長期処方による残薬が取り上げられています。医療費（薬剤費）削減の観点からの報道が多いですが，さらに副作用の観点から，高齢者の薬物治療の適正化についても社会的な注目を浴びています。高齢になるにつれて疾患を併発することが多く，高齢に伴う身体機能の変化も個人個人で異なります。そうした高齢の患者に対して医師が医学的に総合的な判断を下し処方した内容について，薬剤師などの他職種がガイドラインなどの字面からのみ判断して"不適切な処方"と呼ぶのは避けたいところです。一方で，薬の専門家である薬剤師が調剤時の監査や服薬指導において用法・用量に注意し，個々の患者さんにあわせた飲みやすい剤形の配慮，投薬後の注意喚起や副作用の疑いに気づくといった知識と経験に基づく情報提供は，医療の質の向上につながります。こうした情報は医師が処方を見直す際の大きな支えとなり，こうした専門家同士の対話がお互いの信頼関係をよりいっそう強固にすることが期待されます。

「高齢者への投与」の記載

　添付文書の記載要領[1]には，「高齢者への投与」の項目の記載について表1のとおり示されています。小児に限定して使用される医薬品であるなどの特別な背景がない限りは，原則としてすべての医薬品の添付文書に「高齢者への投与」が設けられます。記載例が記載要領に示されていますが（表2），特に記載できるデータや記載の根拠がない場合や，使用上の注意の記載要領が示された1997年より前に承認された医薬品などは，「高齢者への投与」の項目がなかったり，一般的な記載がされます（表3）。トルリシティ®皮下注（デュラグルチド）のように，高齢者にも使用される可能性が高いものの承認時に十分な情報がない場合は，市販後に情報収集し検討することが求められます[2]。そのため，医薬品リスク管理計画書（RMP，第10章参照）では高齢者への投与時の安全性を「重要な不足情報」としてあげ，現時点での知見に基づき，企業が

立案した市販後に行う調査などの計画の概要を記載します（図1）[3]）。

なお，2019年4月以降に作成される添付文書には「特定の背景を有する患者に関する注意」という大項目が新しく設けられるため，高齢者に関する使用上の注意の内容はその1項目として「高齢者」という項目に記載されることになります（第20章参照）。

高齢者に使用される医薬品の臨床評価

記載要領では，「高齢者に使用される医薬品の臨床評価法に関するガイドライン」[4])に基づいて実施された試験結果より得られた情報についても留意するよう示されています〔表1の（2）①〕。このガイドラインは，承認にあたって必要とされる臨床試験の標準的方法について概説したもので，医薬品規制調和国際会議（ICH）で1993年に合意され，15年以上を経て2010年にQ&Aが示されました[5])。

表1　「高齢者への投与」の記載要領

> 7.　高齢者への投与
> （1）高齢者は腎機能，肝機能等の生理機能が低下していることが多く，医薬品の副作用が発現し易い傾向があり，一般的に，医薬品の投与に当たっては常に十分な注意が必要である。用法及び用量，効能又は効果，剤形等から高齢者に用いられる可能性のある医薬品の場合は，他の患者と比べて高齢者で特に注意する必要がないと考えられる場合を除き，原則として「高齢者への投与」の項を設け，必要な注意を記載すること。
> （2）記載の内容
> 　①臨床試験，市販後調査又は薬物動態等の具体的なデータから高齢者に投与した場合の問題が示唆される場合はその内容を簡潔に記載すること。
> 　　なお，「高齢者に使用される医薬品の臨床評価法に関するガイドライン」（平5年12月2日薬新薬第104号新医薬品課長通知）に基づいて実施された試験結果より得られた情報についても留意すること。
> 　②同種同効品等の臨床での使用経験から高齢者へ投与する場合に注意すべき問題が示唆される場合はその内容を簡潔に記載すること。
> （3）記載表現の実際
> 　　前記（2）の具体的な記載表現は，別表1に準じ，当該薬剤の特徴，高齢者の特徴，当該薬剤を高齢者に投与した場合の問題点，必要な注意・処置の内容を簡潔かつ適切に記載すること。なお，別表の表現は必ずしもこれに限るものではなくそれぞれの問題に応じて問題点が理解され易いよう留意すること。

〔厚生省「医療用医薬品の使用上の注意記載要領について」（平成9年4月25日薬発第607号）より〕

12 高齢者への投与

表2 「高齢者への投与」における表現の例

データ		問題
臨床試験等のデータ	臨床試験等において高齢者に投与した場合の問題が認められた場合	○○○（例：臨床試験）において高齢者に△△△等の副作用の発現率が高い傾向が認められているので，
		高齢者を対象とした○○○（例：臨床試験）において△△△等の副作用の発現率が高い傾向が認められているので，
薬物動態データ	①腎排泄性の薬剤で，腎機能の低下により高い血中濃度が持続する恐れがある場合	本剤は，主として腎臓から排泄される（「薬物動態」の項参照）が，高齢者では腎機能が低下していることが多いため高い血中濃度が持続する恐れがあるので，
	②肝代謝性の薬剤で，肝機能の低下により高い血中濃度が持続する恐れがある場合	本剤は，主として肝臓で代謝される（「薬物動態」の項参照）が，高齢者では肝機能が低下していることが多いため高い血中濃度が持続する恐れがあるので，
	③血漿蛋白結合性の強い薬剤で，遊離薬剤の血中濃度が高くなる恐れがある場合	本剤は，血漿アルブミンとの結合性が強い（「薬物動態」の項参照）が，高齢者では血漿アルブミンが減少していることが多いため，遊離の薬物の血中濃度が高くなる恐れがあるので，
	④高齢者での薬物動態データがあり，問題が認められた場合	高齢者での薬物動態試験で，○○○（例：血中濃度が高い傾向，高い血中濃度が持続する傾向等）が認められているので，
使用経験	①一般に高齢者で反応性が低下又は感受性が増大することの知られている薬理作用を有している場合	高齢者では，○○○作用（例：抗コリン作用）による△△△が強く現れやすいので，
	②一般に高齢者にみられる各種生理機能（腎機能，肝機能，造血機能，呼吸機能，心機能，精神機能，免疫機能等）の低下により，特に高齢者に発現しやすいと思われる副作用がある場合	高齢者では，（生理機能〔腎機能，肝機能，造血機能，呼吸機能，心機能，精神機能，免疫機能等〕が低下していることが多く，）△△△（等）が現れやすいので， （注）（　）内の記載は問題点の理解に有用と考えられる場合に記載する。
	③類薬で高齢者に投与した場合の問題が知られており，当該医薬品についても同様な問題があると思われる場合	高齢者では，一般に○○○による△△△が知られているので，
		高齢者では，△△△が現れやすいので，

〔厚生省「医療用医薬品の使用上の注意記載要領について」（平成9年4月25日薬発第607号）より〕

表3　実際の添付文書における「高齢者への投与」の記載例

ルナベル®配合錠，フラジール®腟錠など	「高齢者への投与」記載なし
レミケード®点滴静注用	一般に高齢者では生理機能（免疫機能等）が低下しているので，感染症等の副作用の発現に留意し，十分な観察を行うこと。
トルリシティ®皮下注	一般に高齢者では生理機能が低下していることが多いため，患者の状態を観察しながら慎重に投与すること。

重要な不足情報

高齢者への投与時の安全性

重要な不足情報とした理由：
・国内第Ⅲ相試験において，GBDP試験でのデュラグルチド投与群におけるベースラインの年齢別の症例数は，65歳未満及び65歳以上でそれぞれ，212例及び68例であった。また，GBDY試験でのデュラグルチド投与群におけるベースラインの年齢別の症例数は，65歳未満及び65歳以上でそれぞれ，136例及び45例であった。いずれの試験においても約4人に1人の被験者が65歳以上であったが，75歳以上の被験者は少なかった。
以上より，実臨床下において当該患者に多く用いられることが推測されるが，75歳以上の高齢者については，臨床試験における検討例数が限られていたことから，重要な不足情報とした。

医薬品安全性監視活動の内容及びその選択理由：
【内容】
・通常の医薬品安全性監視活動
・追加の医薬品安全性監視活動として，以下を実施する。
　—市販直後調査
　—特定使用成績調査
【選択理由】
高齢者におけるデュラグルチドの安全性プロファイルを観察し，非高齢者における安全性プロファイルとの差異を検討するため。

リスク最小化活動の内容及びその選択理由：
【内容】
通常のリスク最小化活動として，添付文書（「使用上の注意　1.　慎重投与」，「使用上の注意　5.　高齢者への投与」の項）及び患者向医薬品ガイドに高齢者への投与に関する注意と対処法を記載して注意喚起する。
【選択理由】
医療関係者及び患者に対し高齢者への投与に関する情報を提供し，適正使用に関する理解を促すため。

図1　高齢者への投与時の安全性に関するRMPの例

〔日本イーライリリー株式会社：トルリシティ皮下注0.75mgアテオス，
医薬品リスク管理計画書，2015より〕

Q&Aでは「なぜ，臨床データに高齢患者を適切に含める必要があるのか」ということを改めて解説していますが，全世界的に平均寿命が延び，75歳以上の高齢者への医薬品使用が以前と比べて増えていることから，高齢者の情報はより重要になっているのです。高齢患者においては，加齢に伴う薬物動態，薬力学，臨床的な反応などの変化に伴い，薬剤反応および用量－反応関係に影響を及ぼすことがあります。こうしたデータは，薬物動態試験，薬力学的試験，薬物相互作用試験を通じて収集され，必要な情報は添付文書の「薬物動態」の項に示されます。

高齢者は複数の疾患を併発して併用療法を受けていることも多く，有害事象が発現しやすくなる傾向があります。そのため，実臨床において併用の可能性の高い医薬品との相互作用情報が承認時に提供されることは，市販後の適正使用にとって貴重です。そこで同ガイドラインでは，ジゴキシン（治療域が狭く中毒を起こす可能性がある），肝代謝酵素を誘導する薬物（フェノバルビタールなど），阻害する薬物（シメチジンなど），タンパク結合の強い薬物（ワルファリンカリウムなど）との相互作用を検討することを示唆しています。また，併用の可能性が高い医薬品については，開発時の規制当局からのアドバイスによって治験時に検討する場合もあります。しかし，その他の医薬品との相互作用をすべて治験で検討することは不可能で，前述のトルリシティ®皮下注の例のように市販後に実データを積み重ね，エビデンスを作ることが重要になってきます。

高齢者への投薬に注意が必要な医薬品リスト

2015年11月に日本老年医学会が「高齢者の安全な薬物療法ガイドライン」を10年ぶりに改訂しました[6]。ガイドライン作成のためにシステマティックレビュー[a]を行い，「特に慎重な投与を要する薬物のリスト」と「開始を考慮するべき薬物のリスト」を作成したのが大きな特徴です。前者は，米国のBeers criteria[7]（p.118のコラム参照）や欧州のSTOPP（Screening Tool of Older Persons' potentially inappropriate Prescriptions）[8]と同様に安全性の面から慎

---

a) クリニカルクエスチョン（clinical question）に対して，研究を網羅的に調査し，同質の研究をまとめ，バイアスを評価しながら分析・統合を行うことを言います。

重に投与すべき医薬品のリストを示したもので，海外の研究ではこれらのリストに基づいた医薬品の使用実態調査も多く行われています。日本でも日本老年医学会によるガイドライン2005年版において，Beers criteriaをもとに「高齢者に対して特に慎重な投与を要する薬物のリスト」を示しましたが，医療現場においてリストを活用した結果として具体的に健康被害を防ぐことができたのかを調査研究した報告はほとんどなく，2015年版のリストについても実際にどの程度高齢者の有害事象発現を低減できるのか，アドヒアランスが向上するのかなど，その有用性について今後の検討が期待されます。

今回の「特に慎重な投与を要する薬物のリスト」（STOPP-J）は，高齢者のなかでも「75歳以上の高齢者」，「75歳未満でもフレイル[b)]あるいは要介護状態の高齢者」という，特に薬物有害事象のハイリスク群を対象とした医薬品リストになっています。また，高度急性期，急性期さらに回復期は対象疾患の一連の専門治療が行われており，医師の医薬品処方の裁量が大きい患者像になっています。そのためガイドラインでは，慢性期，特に1カ月以上の長期投与をリストの基本的な検討対象としています。

一方，欧州では，高齢者への使用が有用と考えられる医薬品のリストをSTART（Screening Tool to Alert doctors to the Right Treatment）として，STOPPと同時に作成しています。今回，日本老年医学会のガイドラインでも，システマティックレビューの結果をもとに，高齢者にも有用と考えられる医薬品の使用が少ない場合に，その医薬品を「開始を考慮するべき薬物のリスト」（START-J）として示しました。

これらはあくまでも処方する医師向けの参考資料であり，多忙な医師が医療現場で簡便に確認するためのツールです。薬剤師としては単に「リストに書いてあるから」ではなく，なぜその医薬品が高齢者に慎重に使われるべきなのか，リストに掲載されている医薬品の特性やガイドラインの趣旨を把握し，医師から問い合わせがあれば薬物動態や相互作用の観点から情報提供できるようにしておくとよいでしょう。

---

b) フレイル（frailty）とは，加齢に伴い，ストレスに対する脆弱性が亢進した状態で，筋力低下，動作緩慢，易転倒性，低栄養のような身体的問題，認知機能障害やうつなどの精神・心理的問題，独居や経済的困窮などの社会的問題を抱えた要介護状態の前段階を指します。（日本老年医学会）

なお，リストは日本老年医学会のWebサイトで公開されています[c]。

高齢者の薬の使用に関する最近の報道を通じて，医療関係者の間ではかねてより常識とされていた「高齢者では腎機能，肝機能などの生理機能が低下していることが多い」，「多剤併用が多い」などということが，専門家の間だけでなく社会的に認識されるようになったことは，患者の医薬品リテラシー[d]向上にもつながるもので好ましいことと思います。一方で，一般の方が知っていること以上に，専門家としての知識と経験がますます薬剤師または医療関係者に求められてくるはずです。

Column ▶ Beers criteria（米国）

　米国老年医学会により2003年に発表されたBeers criteriaは，医薬品選択の向上，医師と患者の啓蒙，有害事象の低減，評価ツール（医療の質，医療費，高齢者の医薬品使用実態）の提供という目的で開発され，高齢者が避けるべきpotentially inappropriate medications（PIM：潜在的に不適切な医薬品）の考えが示されていました。ただ，評価ツールといってもそもそも何がappropriateで何がinappropriateな治療なのかということを明確に区別することはできません。社会や医療の環境，新薬の登場などによってもその解釈は変化します。

　約10年を経て行われた2012年の改訂では大幅なメンテナンスとなり，さらに2015年改訂では，それほど大幅な変更にはならなかったものの，個々の腎機能に応じた用量調整や中止が必要な医薬品リストと，高齢者に健康被害が生じる可能性のある薬物相互作用についての情報が新たに加わりました。また，Beers criteriaを実臨床に応用するにあたっての

---

c) 日本老年医学会のWebサイトでは「高齢者の安全な薬物療法ガイドライン2015」が全文公開されているほか，「特に慎重な投与を要する薬物のリスト」（STOPP-J）に該当する薬剤の一般名と医薬品コード一覧をダウンロードすることもできます（https://www.jpn-geriat-soc.or.jp/info/topics/20150427_01.html）。
d) 医薬品の本質を理解し，医薬品を正しく活用する能力です。（くすりの適正使用協議会）

最適な利用や代替薬について，2015年12月に付属資料[9])が提供されています。新しい薬の情報や新たな知見など，定期的な見直しと情報提供が必要であることはどの国でも同じです。

Column ▶ STOPP/START（欧州）

利用可能な医薬品や医療体制は国ごとに異なっており，欧州と米国の間でも違います。そのため，米国で作成されたBeers criteriaにある医薬品の半数が欧州で使用されていないなど，Beers criteriaをそのまま欧州で研究や評価ツールとして活用するのは不適当でした。

そこで，アイルランドの研究グループがBeers criteriaと同じようにシステマティックレビューなどをもとに高齢者における潜在的に不適切な医薬品のリストとして作成したのがSTOPPで，処方されることが望ましいものの潜在的に処方されていない医薬品リストとしてSTARTも同時に開発しています（いくつかの重要な要素が抜けていたということで，2014年に改訂版version 2が公表されました）。STOPP/STARTの医薬品リストは論文[10])の補足資料として提供されています。

Column ▶ 高齢者医薬品適正使用検討会

厚生労働省では，高齢者の薬物療法の安全性確保のため，医薬品の安全性情報を提供するあり方などの安全対策を推進するにあたって必要な事項を検討することを目的として，2017年に「高齢者医薬品適正使用検討会」（http://www.mhlw.go.jp/stf/shingi/other-iyaku.html?tid=431862）を設置しました。検討会は個々の薬剤について議論する場ではなく，むしろ高齢者に起こりうる疾患や服薬の状況などの全

12 高齢者への投与

体像が改めて多職種間で議論されており，その結果は「高齢者の医薬品適正使用の指針（総論編）」として文書にまとめています[11]。この指針では，本章の本文でも紹介した日本老年医学会の「高齢者の安全な薬物療法ガイドライン2015」の考え方や図表が活用されています。また，特に薬剤師向けには「高齢者で汎用される薬剤の基本的な留意点」，「その他の特に慎重な投与を要する薬物のリスト」，「代表的腎排泄型薬物」，「CYPの関与する基質，阻害薬，誘導薬の代表例（特に高齢者での使用が想定され注意が必要な薬物）」，「薬物動態，腎機能低下時および薬物相互作用について」といった補足資料が参考になります。

Memo

13 妊婦，産婦，授乳婦等への投与
添付文書の限界，治験の限界を知る

　妊娠中や授乳中の方はさまざまなことで心配や不安を抱えることが多く，特に薬の相談は繊細な対応が求められることも多いと思います。また，ある地域の医師に対する医薬品情報の活用についてのアンケート調査では，添付文書で利用する項目を尋ねたところ，用法・用量や適応症，禁忌，副作用といった項目に次いで，「妊婦，産婦，授乳婦等への投与」が多いという結果でした[1]。このように医師が処方する際に気にしている内容について薬剤師から情報提供することは，医師にとっても患者にとっても有益です。しかし，妊産婦・授乳婦が医薬品を使用した場合の安全性の情報は非常に少ないのが現状です。本章では添付文書の記載とあわせて，その背景にある治験の限界についても紹介します。

「妊婦，産婦，授乳婦等への投与」の記載

　使用上の注意の記載要領[2]に示されている当該記載は表1～2のとおりですが，C（注意対象期間）およびD（措置）を最初に記載した後に，[　]でB（理由）を記載してもよいと示されています。理由についてはデータの有無や得られている知見の内容をできるだけ詳細に記載することが望ましく，具体的な表

表1　「妊婦，産婦，授乳婦等への投与」の記載要領

8. 妊婦，産婦，授乳婦等への投与 （1）用法及び用量，効能又は効果，剤形等から妊婦，産婦，授乳婦等の患者に用いられる可能性があって，他の患者と比べて，特に注意する必要がある場合や，適正使用に関する情報がある場合には，必要な注意を記載すること。また，投与してはならない場合は禁忌の項にも記載すること。 （2）動物実験，臨床使用経験，疫学的調査等で得られている情報に基づき，必要な事項を記載すること。 （3）記載にあたっては別表2のB，C，Dを適宜組み合わせたものを基本とし，更に追加する情報がある場合にはその情報を記載すること。

〔厚生省「医療用医薬品の使用上の注意記載要領について」（平成9年4月25日薬発第607号）より〕

表2 「妊婦，産婦，授乳婦等への投与」の記載の表現

A（データ）	B（理由）
1. 本剤によると思われるヒトの奇形の症例報告がある場合	1. 催奇形成を疑う症例報告があるので，
2. 奇形児を調査したところ，母親が妊娠中に本剤を投与された症例が対照群と比較して有意に多いとの報告がある場合	2. 奇形児を出産した母親の中に本剤を妊娠中に投与された例が対照群と比較して有意に多いとの疫学的調査報告があるので，
3. 妊娠中に本剤を投与された母親を調査したところ，奇形児出産例が対照群に比較して有意に多いとの報告がある場合	3. 本剤を妊娠中に投与された患者の中に奇形児を出産した例が対照群と比較して有意に多いとの疫学的調査報告があるので，
4. 妊娠中に本剤を投与された母親から生まれた新生児に奇形以外の異常が認められたとする報告がある場合	4. 新生児に○○を起こすことがあるので，
5. 母体には障害はないが胎児に影響を及ぼすとの報告がある場合	5. 胎児に○○を起こすことがあるので，
6. 妊婦への投与は非妊婦への投与と異なった危険性がある場合	6. ○○を起こすことがあるので，
7. 妊娠中に使用した経験がないか又は不十分である場合	7. 妊娠中の投与に関する安全性は確立していないので，
8. 薬物がヒトの乳汁に移行し，乳児に対し有害作用を起こすとのデータがある場合	8. ヒト母乳中へ移行する（移行し○○を起す）ことがあるので，
9. 動物実験で乳汁中に移行するとのデータがある場合	9. 動物実験で乳汁中に移行することが報告されているので，
10. 動物実験で催奇形成作用が認められている場合	10. 動物実験で催奇形成作用が報告されているので，
11. 動物実験で催奇形成以外の胎児（新生児）に対する有害作用が認められている場合	11. 動物実験で胎児毒性（胎児吸収…）が報告されているので，

C（注意対象期間）	D（措置）
1. 妊婦又は妊娠している可能性のある婦人には	1. 投与しないこと
2. 妊婦（〜カ月以内）又は妊娠している可能性のある婦人には	2. 投与しないことが望ましい
3. 妊娠後半期には	3. 治療上の有益性が危険性を上回ると判断される揚合にのみ投与すること
4. 妊娠末期には	4. 減量又は休薬すること
5. 授乳中の婦人には	5. 大量投与を避けること
	6. 長期投与を避けること
	7. 本剤投与中は授乳を避けさせること
	8. 服薬を中止させること

〔厚生省「医療用医薬品の使用上の注意記載要領について」（平成9年4月25日薬発第607号）より〕

13 妊婦，産婦，授乳婦等への投与

現の例も示されています（表2）。

　治験に妊婦が登録されることは基本的にないため，市販後に実際に使用された状況での研究調査報告は貴重な知見です。表1の（3）に「更に追加する情報がある場合には」とあるように，疫学的な調査で得られている情報に基づいて記載する場合は，具体的な手法あるいは論文などの出典も記載されます。また，「妊娠中の投与に関する安全性は確立していないので……」と単に記載するだけでなく，ヒトでの使用経験の有無や有害作用を示唆する動物実験のデータなどがあればあわせて記載するなど，企業が保有する知見に基づき，具体的内容の充実を図ることになっています。類似化合物の臨床試験または疫学的調査などの結果を検討することも承認申請の際や市販後に継続して行われており，当該医薬品にも同様な注意が必要な場合には類薬の情報として記載されることになります。

　動物実験のデータについては，有害作用の内容および動物種などを簡潔に記載します。新薬開発の段階では普通，数種の動物を使った生殖毒性試験を行いますが，そこで1種でも生殖毒性の兆候がみられれば，妊娠中の使用について何かしらの注意喚起がされます。もちろん，動物実験の結果が必ずしもヒトに当てはまるわけではありません。ヒトへの使用量の100倍もの超大量投与時にだけ胎仔に異常が認められた薬剤が，治療に必要な用量で投与された場合のリスクを確実に予測しているとは言い切れません。しかし逆に，動物で問題がないことはヒトでの安全性を保証することにはなりません。

　胎児への影響だけでなく，母体への影響，分娩・出産への影響などの有害作用や授乳婦への投与の情報（母乳への移行などのデータ）も，「妊婦，産婦，授乳婦等への投与」の項目で示します。例えば，妊娠中の高血圧症にはメチルドパやヒドララジンが用いられていますが，一般的な患者群でよく処方されるACE阻害薬やARBについては，例えばカプトリル®（カプトプリル）では図1のような注意が記載され，「禁忌」の項には「妊婦又は妊娠している可能性のある婦人（「妊婦，産婦，授乳婦等への投与」の項参照）」と記載されています[a]。

---

a) 1983年に承認されたカプトリル®錠などでは「妊婦又は妊娠している可能性のある婦人」と記載されていますが，後発医薬品のなかには「婦人」を「女性」に読み替えて記載しているものもあります。

> 【禁忌】（次の患者には投与しないこと）
> 5. 妊婦又は妊娠している可能性のある婦人（「妊婦，産婦，授乳婦等への投与」の項参照）

> 【使用上の注意】
> 6. 妊婦，産婦，授乳婦等への投与
> (1) 妊婦又は妊娠している可能性のある婦人には投与しないこと。また，投与中に妊娠が判明した場合には，直ちに投与を中止すること。[妊娠中期及び末期にアンジオテンシン変換酵素阻害剤を投与された高血圧症の患者で羊水過少症，胎児・新生児の死亡，新生児の低血圧，腎不全，高カリウム血症，頭蓋の形成不全及び羊水過少症によると推測される四肢の拘縮，頭蓋顔面の変形等があらわれたとの報告がある。また，海外で実施されたレトロスペクティブな疫学調査で，妊娠初期にアンジオテンシン変換酵素阻害剤を投与された患者群において，胎児奇形の相対リスクは降圧剤が投与されていない患者群に比べ高かったとの報告がある。
> (2) 妊娠中に本剤を投与された重症高血圧症の患者で，羊水過少症，また，その新生児に低血圧・腎不全等があらわれたとの報告がある。
> (3) 授乳中の婦人に投与することを避け，やむを得ず投与する場合には授乳を中止させること。[ヒト母乳中へ移行することが報告されている。]

図1　カプトリル®（カプトプリル）の「妊婦，産婦，授乳婦等への投与」の記載

〔第一三共エスファ株式会社：カプトリル，添付文書より〕

　なお，2019年4月以降に作成される添付文書には「特定の背景を有する患者に関する注意」という大項目が新しく設けられ，妊婦・授乳婦に関する使用上の注意の内容はそのなかの「妊婦」「授乳婦」という項目に記載されることになります（第20章参照）。

妊婦・授乳婦に使用される医薬品の臨床評価

　治験は製薬企業が主体となる場合でも医師が主体となる場合でも，患者の安全に配慮し，院内の治験審査委員会や倫理審査委員会などを経た綿密な治験実施計画書に基づいて慎重に行うことが求められます。生命倫理の観点から妊婦は治験対象者から外され，また妊婦や胎児への影響が不明ですから治験に参加する女性には避妊が求められ，治験によっては内服開始前に妊娠検査を行います。そもそも「赤ちゃんに異常が出るかどうか試験させてください」と言われて承諾される方はいないでしょう。このように妊婦に対する使用経験もなく，

動物試験の結果や類薬の情報が特になければ，新薬承認時の添付文書に「妊婦に対する安全性は確立していない」と記載されることになります。

なお，前臨床の検討段階で毒性が強い薬剤は治験実施に至らず開発が中止されますが，2006年イギリスのTGN1412（B細胞慢性リンパ球性白血病および関節リウマチの適応を検討したモノクローナル抗体薬），2016年1月フランスのBIA 10-2474（カンナビノイド系鎮痛薬）のように，ヒトに初めて投与する第1相試験で，非常にまれではありますが被験者の生命を脅かすような重篤な副作用が発現することがあります。フランスの事例では，128人の健常人を対象として治験が実施されていた最中，90人に投与したところで6名に神経系の症状が現れました。重症度はさまざまで，1名は脳死と診断されています。第1相試験の結果，安全性が許容範囲であれば第2相試験を行いますが，第2相であっても重篤な副作用が起こらないわけではありません。第2相では第1相と比べて投与期間が長くなりますし，健常人とは異なる対象患者群特有の身体特性もありえます。

患者を対象とした第2相試験であっても，妊婦のほか，腎障害や肝障害を合併している患者は通常除外されます。しかし市販されれば，合併症を有する患者にも投与されますので，市販後に「特定使用成績調査」として特定の患者群を対象とした観察データを収集するよう承認時に指示されることや，企業が特に注意を払って情報収集に努めることがあります。例えば，ケアラム®錠（イグラチモド）はラットで生殖発生毒性（催奇形性，早期胎児死亡率の増加および胎児の動脈管収縮）が認められたため妊婦への投与は禁忌となっていますが，市販後の全症例を対象とした特定使用成績調査で妊婦への投与事例があればフォローアップすることになっています。同様の事例が，抗インフルエンザ薬のタミフル®（オセルタミビルリン酸塩）やリレンザ®（ザナミビル）です。新型インフルエンザや薬害の可能性などが社会的にも注目され，客観的な評価を行うよう国から要請された日本産婦人科学会が「抗インフルエンザウイルス薬投与妊婦の出産と小児に対する特定使用成績調査中間報告（第2回目報告）」として2011年に示しています[3]。報告によれば，タミフル®が処方された778症例において，絶対過敏期（後述）の流産は自然流産率より低く，心形態異常など形態異常は特段増加していなかったそうです。しかし，臨床での使用経験があるとしても，治験のような検証試験を行っているわけではありません。また

妊娠中に薬を服用していたかどうかにかかわらず，新生児の段階では発見できないような成長後の臓器などの不全の可能性はゼロではありません。なお，日本産婦人科学会は予防および治療目的の抗インフルエンザ薬服用を勧めていますが，タミフル®やリレンザ®の「妊婦，産婦，授乳婦等への投与」の項では「治療上の有益性が危険性を上回ると判断される場合にのみ投与すること」と書かれています。

妊婦・授乳婦と薬に関する情報の収集と提供

　高齢者における医薬品の適正使用について厚生労働省や学会で検討されているように（第12章参照），妊婦についても各国規制当局でさまざまな取り組みが行われています。「妊娠または妊娠している可能性のある婦人に禁忌の主な医薬品リスト」として2010年に日本医師会がまとめたもの[4]をはじめ参考図書を入手できると思いますが，市販後に安全性に関する新たな知見が得られたり新薬が承認されたりするため，常に最新の情報を入手するよう努力が必要です。また，添付文書に反映される審査報告書の非臨床試験の毒性試験に関する情報や，米国食品医薬品局（FDA）が示していたPregnancy Category（p.129のコラム参照）も参考になると思います。

　なお，前述のとおり，倫理的配慮から妊婦に対する安全性を検討するための臨床研究は極めて困難であり，医薬品による奇形発生率を正確に割り出すことはできません。そのため単純な比較は難しいのですが，自然奇形発生率（母体の薬剤使用とは無関係に自然に起こる奇形の発生率）が1〜3%あることを参考データとして知っておくことは，妊娠中の患者への服薬指導の際にとても役に立つと思います。妊婦または妊娠を希望する慢性疾患の患者へ服薬の危険性を説明する場合は，あわせて自然奇形発生率についても十分に理解してもらえるよう，リスクコミュニケーションにおいては時間をかけてしっかり説明することが重要です。これについては国立成育医療研究センターの「妊娠と薬情報センター」の情報が参考になります（p.130のコラム参照）。

　また，さまざまな論文などの研究報告も参考データになりますが，その研究が実施された年代や時期，環境，調査対象集団，調査対象となっている有害事象によって評価が変わりますので，内容をよく吟味する必要もあります。特に，

13 妊婦，産婦，授乳婦等への投与

奇形発生のリスクは妊娠時期の違いによって変わります（表3）。また，内臓の奇形などはある程度時間が経過しなければ見つけられないこともあるため，研究・調査の実施時期が出生直後なのか1年後か10年後かによっても異なります。通常，出産時（1カ月・3カ月検診時も含む）に発見される先天大奇形（外観的に明確または症状的に明らかに奇形と判断できる奇形）の発生頻度は約3％といわれています。その原因の大半は不明で，薬剤を含む環境因子（7～10％），突然変異遺伝子（7～8％），染色体異常（6～7％）などが考えられますが，実際に母体の薬剤使用が先天性の異常の原因であると特定できることは非常にまれです。サリドマイドの場合は，過去に一般用医薬品に配合されるなど，市販後に大勢の方が使用しました。サリドマイドが児の奇形の原因として疑われたのは，ドイツの疫学研究（1961年）において，妊娠中にサリドマイドを服用していた場合に奇形発生が多かったという報告がきっかけでした。このように医療関係者による投薬後の観察から得られた気づきは，疫学や医薬品使用実態などの観察研究の起点となる重要な情報といえます。

妊娠週数と服薬のリスク

妊娠初期の胎児の器官形成がまだ開始されていない段階に，母体が使用した薬剤の影響を受精卵が受けた場合は，着床しなかったり流産してしまったり，あるいは完全に修復されるかのいずれかになると考えられます（無影響期）。ただし，残留性のある薬剤ではその後の胎児の成長へ影響を与える危険性があり，要注意です。胎児の体が作られはじめる器官形成期，すなわち奇形を起こす可能性では最も過敏性が高い「絶対過敏期」に続くからです。妊娠を希望している患者に対しては，薬学的管理の一環として使用している医薬品の

表3　妊娠週数と奇形リスク

月数	1カ月				2カ月				3～4カ月								5～10カ月			
妊娠週数	0	1	2	3	4	5	6	7	8	9	10	11	12	13	14	15	16	17	・・	39
服薬の危険度（最終月経開始日からの日数）	無影響期 （0～27）				絶対過敏期 （28～50）				相対過敏期 （51～84）				比較過敏期 （85～112）				潜在過敏期 （113～出産日まで）			

Column ▶ 米国における妊婦・産婦・授乳婦に関する記載

　FDAは2014年12月に「Content and Format of Labeling for Human Prescription Drug and Biological Products; Requirements for Pregnancy and Lactation Labeling」，通称Pregnancy and Lactation Labeling Rules（妊婦・授乳婦に関する添付文書記載要領）を公布しており，2015年6月から適用されています。分娩に関する項目が妊婦に関する項目と統合され，また妊娠を望む人たちが注意すべき事項として新たに「Females and Males of Reproductive Potential」（生殖可能な女性および男性）の項が設けられています（図2）。企業向けにはガイダンス案も示されています[6]。

　この記載要領の公布にあたり，FDAは1979年から使用されていたPregnancy Category[7]の活用を見直していました。処方医が処方判断をカテゴリーに依存してしまい，それぞれの医薬品特有の情報を活用できていないことや，一貫性をもって正確に胎児へのリスクの程度を伝えるには区分の活用はふさわしくないという判断が下され，今回の改訂では添付文書から区分A，B，C，D，Xの表記を削除し，ヒトおよび動物における胎児への影響に関する情報を文章で伝えることになりました。既存の記載も施行から3年以内に削除するよう求めています。こうした記載要領の変更の背景となったさまざまな論点についても入手できますので，興味のある方はご確認ください[8]。

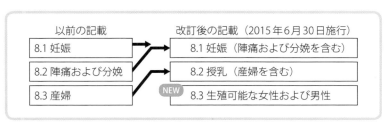

図2　FDAの医療用医薬品添付文書項目：8.1〜8.3 特定の患者群における使用

妊婦，産婦，授乳婦等への投与

ADMEを確認することも重要です．また，絶対過敏期には本人も妊娠していることに気づいていない場合も多いです．次に「相対過敏期」は，胎児の重要な器管の形成が終わり，奇形を起こすという意味での過敏期を過ぎていますが，一部では分化などが続いているため，まだ注意が必要です．「比較過敏期」以降の場合，奇形のリスクは低下しますが，多くの薬剤は胎盤を通過して胎児

Column ▶ 妊娠と薬情報センター，その他の参考資料

国立成育医療研究センターでは，厚生労働省の事業として「妊娠と薬情報センター」（https://www.ncchd.go.jp/kusuri/）を2005年10月に開設し，妊婦や妊娠希望者，授乳中の方からの服薬の影響に関する相談に応えるとともに，情報収集を実施しています．相談に際しては，この分野における先進的な取り組みで知られるカナダのトロント大学と連携し，同大学に蓄積されているデータや文献を参照し科学的知見に基づく情報提供に活用しています．Webサイト内の医療関係者向けページでは，授乳中の薬の影響やインフルエンザ情報などを提供しているほか，抗リウマチ薬の登録調査，妊娠初期に投与されたチアマゾールの妊娠結果に与える影響に関する前向き研究（POEM Study）を見ることができます．なお，妊娠と薬について相談できる拠点病院は現在すべての都道府県に設置されています．

母乳への薬の影響については，大分県の小児科医会・産婦人科医会・薬剤師会が協働で作成している「母乳とくすりハンドブック」（改訂3版，2017年発行）も参考になりますし，その他に一般の書籍も出ていますので，職場にあると何かと便利だと思います．

また，米国の情報については，「MSDマニュアルプロフェッショナル版」の日本語版Webサイトに，米国の添付文書情報をもとにした「妊娠中に有害作用を伴う薬物」の一覧が示されています（https://www.msdmanuals.com/ja-jp/プロフェッショナル/18-婦人科および産科/妊娠中の薬物/妊娠中の薬物#）．

に移行しますので，奇形以外の副作用のリスクが考えられます。例えば，胎児発育の抑制，胎児の機能的発育への影響，子宮内胎児死亡，分娩直後の新生児の適応障害や胎盤からの薬剤が急になくなることによる離脱障害などが考えられます。

　さらに，妊娠後期であっても医薬品を適正使用しなければ問題になるおそれがあります。例えば妊娠後期に多量のジクロフェナク坐剤を使用し流産した事例があります[5]。妊婦が適正な使用方法を知らずに使ってしまうことのないように配慮が必要です。そして妊娠中の薬物体内動態の変化を考慮し，添付文書から医薬品の特性を把握することや，出産後は母乳を通して児が薬剤の影響を受けないよう，母乳へ移行する薬が処方されていないかを確認することが重要になります。

14 小児等への投与
投与量の設定からワクチンの問題まで

　第13章で解説した妊婦・授乳婦と同じく，小児への薬の投与もまた治験での症例数が少なく，有効性と安全性の知見が得がたいために，承認後の情報収集がより重要になります。また，患児への投与についてベネフィット・リスクを考えること，知見が乏しいなかであっても保護者とコミュニケーションを図ることは医師，薬剤師の務めです。「小児」，「くすり」といえば，子供が薬を飲まないのをどうしたら飲ませることができるか，という保護者の方の悩みをよく聞かれると思います。病院であれば，看護師が服薬をサポートすることが多いでしょう。しかし，飲ませ方だけでなく，やはり医療事故につながりやすい投与量が気になる点かと思います。また，相互作用への配慮も重要です。昔は幼い頃に感染症で命を落とすことが多く，抗菌薬は成人に限らず小児においても使用頻度の高い薬でしたので，長い間使われてきた抗菌薬については知見が集積され提供されています。しかし感染症以外の疾患の薬の使用経験は少ないか，あっても情報の集積ができていないのが大半の状況です。小児でも使いたいのに適応がないという医薬品も多くあります。添付文書から得られる小児に関する情報は一見少ないですが，それでも日常診療で投薬は行われます。

「小児等への投与」の記載

　「小児等への投与」の記載については，これまでもご紹介してきた1997年の通知「医療用医薬品の使用上の注意記載要領について」[1]で示されています（小児の年齢区分の目安は表1のとおり）。小児等の用法・用量が承認されていれば，もちろんそのとおりに記載されます。小児等の用法・用量が承認されていない場合の記載方法については通知で示されています（表2）。小児等に用いられる可能性のある医薬品（表2下線部）とは，効能・効果からみて小児等に使用される可能性のある医薬品を指します。そのような小児等に使用される可能性のある医薬品であっても，小児用の薬剤でない限り治験に参加するのは成人が主で，小児等の人数はごくわずかなのが普通です。したがって，添付文

表1　使用上の注意事項に用いられている「年齢区分」の目安

新生児：出生後4週未満
乳児：1歳未満
幼児：7歳未満
小児：15歳未満

表2　「小児等への投与」の記載要領

9　小児等への投与
(1)　「未熟児，新生児，乳児，幼児又は小児（以下「小児等」という）」の用法及び用量は承認されていないが，小児等に用いられる可能性のある医薬品であって「小児等」に対する臨床試験データが十分でない場合には，原則として次のように記載すること。
　　「未熟児，新生児，乳児，幼児又は小児に対する安全性は確立していない。」
　　なお，「使用経験がない」，「使用経験が少ない」等の理由を（　）書きで付記しても差し支えない。
(2)　小児等に特殊な有害性を有すると考えられる場合にあっては，その旨を記載すること。
(3)　小児等の薬物代謝に関する文献等を参考として，できるだけ情報を記載する方向で検討し，類似薬から類推できるものは，その旨を記載すること。
(4)　特に記載すべき情報としては次のものが該当すること。
　　①解毒機能が未発達な乳児以下の者に関する情報
　　②成人と薬物代謝が異なる場合の情報（例えば，解毒・排泄機能が未発達であるために生ずる血中薬物濃度低下の遅延等）

未熟児の記載はICD-10の新生児区分にある低出生体重児などに変更することが推奨されている。
〔厚生労働省「医療用医薬品の使用上の注意記載要領について」（平成9年4月25日薬発第607号）より〕

書に記載するとしても必然的に「安全性は確立していない」という記載になることがほとんどということになります（表2太字，表3の事例4〜5）。

　一方で，小児にも必要でよく用いられる医薬品については，少数ながらも治験のデータがあったり市販後にデータが集積されたりするので，「小児等への投与」の項目に何かしらの記載があります。表3の事例1のような書き方もありますが，禁忌などの他の項目と同様に，設定理由や根拠は（　）や［　］内に記載するのが読みやすいように思います。

　実際に小児の治療に必要な薬についての情報があればよく，小児への使用が想定されない薬もあることから，日本で承認されているすべての医薬品に「使用経験が少ない」といった記載が必要ということではないと思います。逆に，必要な医薬品について情報が少ないのであれば，承認取得に向けて製薬企業と

14 小児等への投与

表3 添付文書の「小児等への投与」記載例

事例1：抗てんかん薬（例：ベンザリン®錠）
乳児，幼児又は小児では，気道分泌過多，嚥下障害（0.1％未満）を起こすことがあるので，観察を十分に行い，このような症状があらわれた場合には投与を中止するなど適切な処置を行うこと。

事例2：テトラサイクリン系抗生物質（例：ミノマイシン®カプセル）
他の薬剤が使用できないか，無効の場合のみ適用を考慮すること。［小児（特に歯牙形成期にある8歳未満の小児）に投与した場合，歯牙の着色・エナメル質形成不全，また，一過性の骨発育不全を起こすことがある。］

事例3：抗ヒスタミン剤（例：ポララミン®シロップ）
低出生体重児，新生児には投与しないこと。［中枢神経系興奮等の抗コリン作用に対する感受性が高く，痙攣等の重篤な反応があらわれるおそれがある。］

事例4：抗アレルギー剤（例：アレグラ®ドライシロップ）
低出生体重児，新生児又は6カ月未満の乳児に対する安全性は確立していない。［使用経験が少ない。］

事例5：抗アレルギー剤（アレグラ®錠）
低出生体重児，新生児，乳児，幼児に対する安全性は確立していない。［使用経験が少ない。］

ともに協力して医療機関で症例を集積してエビデンスを創ることも必要になります。「医療上の必要性の高い未承認薬・適応外薬検討会議」（第6章を参照）で俎上に載る医薬品には，小児が適応外となっている医薬品も数多くあり，検討会議に設置されている小児ワーキンググループで検討されます。十分な使用経験があり，用法・用量の設定や安全性に関する情報があると認められれば，比較的速やかに承認されます。

　症例数が少ないという承認までの状況を考えれば，承認時の添付文書で小児の用法・用量を細かく決めることは難しい場合が多いでしょう。結果として幅をもたせた用法・用量が示されてきたこともあり，小児への投与量は医師の判断に委ねられているといえます。例えば，バンコマイシン塩酸塩点滴静注用の添付文書は「小児，乳児には，1日40mg（力価）/kgを2〜4回に分割して，それぞれ60分以上かけて点滴静注する。新生児には，1回投与量を10〜15mg（力価）/kgとし，生後1週までの新生児に対しては12時間ごと，生後1カ月までの新生児に対しては8時間ごとに，それぞれ60分以上かけて点滴静注する」となっていますが，表4のように治療ガイドラインなどでは細かく決められています。添付文書は再審査を含め承認内容に基づいて作成されまが，医療現場で

表4　小児における国内外のバンコマイシン初期投与量（2015年時点）

出典	用法・用量				
サンフォード感染症治療ガイド	体重＜2,000g		体重＞2,000g		生後28日＜
	生後0〜7日	生後8〜28日	生後0〜7日	生後8〜28日	
	1回12.5mg/kg、1日2回	1回15mg/kg、1日2回	1回18mg/kg、1日2回	1回22mg/kg、1日2回	1日量40mg/kgを3〜4回に分割
JAID/JSC感染症治療ガイド2014	小児用量：1回15mg/kg、1日4回（最大1日2g）[*1]				
	新生児用量				
	体重＜1.2kg	体重 1.2〜2.0kg		体重≧2.0kg	
	生後〜28日	生後〜7日	生後7〜28日	生後〜7日	生後7〜28日
	1回15mg/kg、1日1回	1回10mg/kg、1日2回		1回10mg/kg、1日3回	
国内添付文書	小児・乳児：1日40mg/kgを2〜4回に分割				
	生後〜7日：1回10〜15mg/kg、1日2回		生後8日〜1カ月：1回10〜15mg/kg、1日3回		
米国添付文書	生後0〜7日：初回のみ15mg/kg、1回10mg/kg、1日2回 生後8日〜4週：初回のみ15mg/kg、1回10mg/kg、1日3回 小児（4週以降）：1回10mg/kg、1日4回				

＊1：疾患により一部異なる

は海外での使用実績を参考にした適応外使用や専門分野ごとの治療ガイドラインを活用することが多く、こうした情報があることを薬剤師が知っておくだけでも、医師の処方意図が理解しやすくなるのではないでしょうか。

　なお、2019年4月以降に作成される添付文書には「特定の背景を有する患者に関する注意」という大項目が新しく設けられ、小児に関する使用上の注意の内容はそのなかの「小児等」という項目に記載されることになります（第20章参照）。

国内の小児用医薬品の開発

　医薬品規制調和国際会議（ICH）E11ガイドライン[2]が2000年に合意されて以降、各国では小児用医薬品の開発の課題に取り組み、開発段階から小児への

適応を念頭に置いた市販後臨床研究の計画を求めるなどの施策が進められてきました。日本においても，厚生労働省で2006～2009年にかけて計6回「小児薬物療法検討会議」を開催し，小児への適応をもった医薬品の開発促進を検討していました。これは別途ドラッグラグを検討していた会議とともに発展的解消となり，前述の「未承認薬・適応外薬検討会議」として2010年2月に検討の場が再構築されています。最初の要望の募集では374件（未承認薬89，適応外薬など285）が寄せられ，そのうち小児に関する要望は84件（未承認薬28，適応外薬56）でした。未承認の場合も適応外の場合も承認の手続きが必要であり，臨床の情報が求められます。それを効率的に進めることが小児に使える医薬品を増やすことにつながります。2011年11月にはPMDA内に横断的基準作成プロジェクトの一つとして「小児医薬品ワーキンググループ」が設置されました[3]。海外規制当局とも月1回の電話会議を実施するなど，新薬開発についての議論が活発に行われていることがうかがえます。「未承認薬・適応外薬検討会議」では適応外の対応が進み，最近では小児の適応の要望品目数は少なくなっています（第IV回要望では小児の用法・用量についての要望は11件[4]）。一方，小児における市販後の安全性や適応拡大への活用が期待されているのが，国立成育医療研究センターの「小児医療情報収集システム」（p.139のコラム参照）です。

ワクチンの添付文書と相互作用

　感染症から身を守るために，乳幼児，小児はさまざまなワクチンを接種する必要があります。小児の定期予防接種の対象となるのは次の13種類です。
①ジフテリア　②百日咳　③破傷風　④急性灰白髄炎（ポリオ）⑤麻疹
⑥風疹　　　⑦日本脳炎　⑧結核　　⑨Hib（ヒブ）感染症
⑩肺炎球菌感染症　⑪ヒトパピローマウイルス感染症　⑫水痘　⑬B型肝炎
　接種回数を減らすため，①～④は四種混合ワクチン（DPT-IPV），①と③は二種混合ワクチン（DT），⑤と⑥はMRワクチンを用いることが多いです。また，任意接種のワクチンで予防する感染性疾患には，インフルエンザ，おたふくかぜ，感染性胃腸炎（ロタウイルス）などがあります。
　またワクチンは，製造方法の違いから生ワクチンと不活化ワクチンに分類で

14

小児等への投与

【製法の概要及び組成・性状】
1. 製法の概要

　本剤は，3種類の血清型のポリオウイルス（1型：Mahoney株，2型：MEF-1株及び3型：Saukett株）を型別にVero細胞（サル腎細胞由来）で培養増殖させ，得られたウイルス浮遊液を濃縮，精製した後に不活化し，各型の不活化単価ワクチン原液をM-199ハンクス培地と混合し，希釈した3価の不活化ポリオワクチンである。希釈剤としてM-199ハンクス，保存剤としてフェノキシエタノールとホルムアルデヒドを含む。本剤は製造工程で，ウシの血液成分（血清）及びヒツジの毛由来成分（コレステロール）を含む培地及びブタ膵臓由来成分（トリプシン）を使用している。

図1　イモバックスポリオ®皮下注（不活化ポリオワクチン）の「製法の概要」の記載

〔サノフィ株式会社：イモバックスポリオ皮下注，添付文書より〕

きます。生ワクチンは，生きた細菌やウイルスを弱毒化したものを接種することによって，その病気にかかった場合と同じように免疫をつけようとするもので，細菌やウイルスが体内で増殖していくにつれて免疫が高まるので，十分な免疫ができるまで1カ月くらいかかります。次の生ワクチンを接種する場合は4週間空けることが望ましいと注意喚起されています。一方の不活化ワクチンは，ホルマリンなどで細菌やウイルスの増殖力をなくしつつ免疫原性を残しているものです。不活化ワクチンと生ワクチンの別が製品名からわかりにくいときは，添付文書の「製法の概要及び組成・性状」の記載で弱毒化したのか不活化したのかを見分けることができます（図1）。

　薬剤との相互作用の可能性も見逃せません。ワクチン接種が薬物治療に与える影響は小さいというのが現在の認識だと思いますが，1980年代にはインフルエンザワクチンがインターフェロン産生に関わり，結果としてインターフェロンが肝代謝酵素活性を低下させる可能性を示唆する報告[5]などがありました。インフルエンザワクチンは過去の報告から，フェニトイン，テオフィリン，ワルファリンカリウムによって代謝に影響を受ける可能性が残されています。この点は添付文書には記載はありませんが，治療やワクチンの効果に与える影響が少ないと見なされていたり根拠が弱いと考えられていたりするため記載に至っていないと考えられます。

　免疫抑制薬との併用については生ワクチン製剤全体に注意喚起がされており，これは添付文書にも記載のあるとおり，免疫抑制薬の投与を受けている者

14 小児等への投与

Column ▶ 添付文書記載要領の見直し

　米国では2006年に医療用添付文書記載要領（通称Physician Labeling Rule）の法的見直しを行って以降，第13章で紹介した妊婦・授乳婦などのガイダンス以外にも，用法・用量や警告・使用上の注意などのガイダンスを順次示してきました。

　日本の医療用医薬品の添付文書に関しては，本書に何度も登場している通知「医療用医薬品の使用上の注意記載要領について」[1]が1997年に示されました。その様式はおおむね受け入れられていますが，字が小さい，どこに何が書いてあるかわかりにくいなどの声もありました。また，この20年の間に，治療効果が得られる遺伝子多型の情報（例：ゲフィチニブのEGFR遺伝子変異陽性）や医薬品リスク管理計画（RMP）の導入など，新たに添付文書に記載されるような内容が出てきています。

　そこで，2010～2013年にわたって「医療用医薬品の添付文書のあり方及び記載要領に関する研究」（2010～2012年），「医療用医薬品の使用上の注意のあり方に関する研究」（2011年～2013年）が行われ，高齢者，妊産婦・授乳婦，小児の見出しの順序などの見直しが提案されました。基本的にいまのスタイルは構成もわかりやすく確立されたものですが，やはり定期的な見直しは必要です。研究班の成果を踏まえた修正については，パブリックコメントを経て厚生労働省から通知されました[8), 9)]（詳しくは第20章参照）。

は免疫機能が低下していることからワクチンの免疫誘導効果が十分得られないおそれがあるためです。しかし，ステロイドや免疫抑制薬を使用中の患者は感染症に罹患しやすく，ワクチン接種による予防も必要です。その場合，日本小児感染症学会より，不活化ワクチン接種が推奨されています[6)]。

　ワクチン類，トキソイド類，抗毒素および検査に用いる生物学的製剤（ワクチン類など）については，例えば「患者」，「副作用」という表現が適当でないことから「予防接種を受ける者」，「副反応」などを用いる必要があったり，検

Column ▶ 小児医療情報収集システム

　国立成育医療研究センターによる「小児医療情報収集システム」[10]は，厚生労働省からの委託事業として，市販後の安全対策の検討に資するものとして構築されました[11]。2016年2月末時点で，4つの小児施設と33クリニックを訪れた患者14万人の「問診」，「病名」，「処方・注射」，「検査」の情報を蓄積しており，また，その他の医療機関からもデータを収集し，小児に特化した100万人規模のデータベースの構築を目指しています。医薬品ごとの副作用の発現頻度の比較や，小児への適応外使用や剤形変更の実態調査に応用し，また，得られた知見を添付文書に記載することも検討するということです。さらに，国立成育医療研究センターで構築することになっている704種の小児特定慢性疾患レジストリにもこの収集システムを活用できそうです。

　製薬企業が躊躇しがちな小児の適応ですが，公知申請できるような情報が収集システムやレジストリで収集できるようになり，医療と企業の協力のもとでの小児適応の取得につながることが期待されます。

査の場合は薬物動態の項目が不要だったりするなど，表現や記載内容が治療に要する医薬品とは異なります。なお，ワクチン類などについても添付文書の記載要領の見直しの対象になっています[7]。

15 その他の「使用上の注意」
臨床検査，過量投与，適用上の注意など

　厚生労働省から発出される「『使用上の注意』の改訂」通知の多くは副作用に関する記載の変更ですが，慎重投与，重要な基本的注意，相互作用の改訂についても時々見かけます。また，これまで取り上げた高齢者への投与，妊婦・産婦・授乳婦等への投与，小児等への投与についても，患者の状況に応じて参照することがよくあると思います。「使用上の注意」のうち，本章で解説する臨床検査への影響，過量投与，適用上の注意については，記載されている医薬品の数は少ないものの，大事な項目の一つです。どのような記載があるのかを知っておけば，今後の活用に役立てていただけると思います。

その他の「使用上の注意」の記載

　「使用上の注意」には，これまで紹介した項目のほかに「臨床検査結果に及ぼす影響」，「過量投与」，「適用上の注意」，「その他の注意」という項目があります（表1）。

1. 臨床検査結果に及ぼす影響

　実際に記載されている医薬品は少ないのですが，例えば造影剤のイオプロミドやイオメプロールは製剤にヨードを含むため，「甲状腺機能検査等の放射性ヨードによる診断が必要な場合には，本剤の投与前に実施すること。また，本剤投与後1カ月間は放射性ヨードによる検査を実施しないこと（検査値に影響を及ぼすことがある）」という記載があります。外用剤であるヨードチンキについても「血漿蛋白結合ヨード（PBI）および甲状腺放射性ヨード摂取率の検査値に影響を及ぼすことがある」と記載されています。

　また，SGLT2阻害薬服用中は尿糖陽性および血清1,5アンヒドログルシトール低値を示す可能性があるという記載（図1）にあわせる形で，2016年1月にアカルボースに図2のような記載が追記されました。また，図3に示したバクタ®（スルファメトキサゾール・トリメトプリム）のほか，セフメタゾールナ

表1　過量投与などの「使用上の注意」の記載要領

10.　臨床検査結果に及ぼす影響
　医薬品を使用することによって，臨床検査値が見かけ上変動し，しかも明らかに器質障害又は機能障害と結びつかない場合に記載すること。（器質障害又は機能障害との関係が否定できない場合には，「副作用」の項に記載すること。）
11.　過量投与
（1）過量投与の例があれば記載すること。
（2）過量投与時（自殺企図，誤用を含む）に出現する中毒症状を記載し，適切な処置方法があれば併せて記載すること。
12.　適用上の注意
　投与経路，剤形，注射速度，投与部位，調製方法，薬剤交付時等に関し，必要な注意を適切な標題をつけて具体的に記載すること。
13.　その他の注意
（1）評価の確立していない文献，報告であっても重要な情報はこれを正確に要約して，「…との報告がある。」と記載すること。
（2）前記1～12のいずれにも属さないが，必要な注意（例えば，動物実験の毒性に関する記載必要事項等）はこの項に記載すること。

〔厚生労働省「医療用医薬品の使用上の注意記載要領について」（平成9年4月25日薬発第607号）より〕

8.　臨床検査結果に及ぼす影響
　本剤の作用機序により，本剤服用中は尿糖陽性，血清1,5-AG（1,5-アンヒドログルシトール）低値を示す。尿糖及び血清1,5-AGの検査結果は，血糖コントロールの参考とはならないので注意すること。

図1　カナグリフロジンなどSGLT2阻害薬の「使用上の注意」の記載

〔田辺三菱製薬株式会社：カナグル錠，添付文書より〕

トリウムなど以前から使用されている抗菌薬でも，検査値への影響について記載されています。ただし，例えば投薬後に生じた肝機能障害によるAST（GOT）などの変動のように器質障害や機能障害に結びつくものは含まれず（表1），副作用が疑われる場合の影響については「副作用」の項に記載します。

2.　過量投与

　図3の例やSU薬，降圧薬などの添付文書に記載されているように，実際起きた過量投与の事例に基づき，「起こることがある」，「報告がある」などと記載されることが多いのですが，過量投与が起きた場合に想定される症状・徴候や

15 その他の「使用上の注意」

---

8. 臨床検査結果に及ぼす影響
　本剤服用中に血清1,5-AG（1,5-アンヒドログルシトール）低値を示すことがある。1,5-AGの検査結果は，血糖コントロールの参考とはならないので注意すること。
9. 適用上の注意
　（1）**薬剤交付時**：PTP包装の薬剤はPTPシートから取り出して服用するよう指導すること。（PTPシートの誤飲により，硬い鋭角部が食道粘膜へ刺入し，更には穿孔を起こして縦隔洞炎等の重篤な合併症を併発することが報告されている）
　（2）**服用時**：本剤は舌の上で唾液を浸潤させた後，舌で軽くつぶし，崩壊後唾液のみで服用可能である。また，水で服用することもできる。
10. その他の注意
　外国での健康成人を対象としたコレスチラミン製剤との併用試験において，本剤の効果（特に食後インスリン値の上昇の抑制）が増強されたとの報告がある。コレスチラミン製剤は本剤の作用に影響を及ぼすおそれがあるので併用しないことが望ましい。

図2　グルコバイ®OD錠（アカルボース）の「使用上の注意」の記載

〔バイエル薬品株式会社：グルコバイOD錠，添付文書より〕

---

8. 臨床検査結果に及ぼす影響
　（1）メトトレキサートと併用した場合，ジヒドロ葉酸還元酵素を用いたメトトレキサート濃度の測定で見かけ上の高値を呈することがあるので注意すること。
　（2）クレアチニン値の測定（ヤッフェ反応等）では，見かけ上の高値を呈することがあるので注意すること。
9. 過量投与
　症状：嘔気，嘔吐，下痢，精神神経系症状（頭痛，めまい等），結晶尿，血尿等があらわれることがある。
　処置：症状に応じて，胃洗浄，催吐，強制利尿による腎排泄の促進，血液透析（腹膜透析は有効ではない）等を行う。
10. 適用上の注意
　（1）**薬剤交付時**：顆粒剤は，主薬トリメトプリムの苦味を除くため，吸収に影響を与えない範囲でコーティングを施しており，顆粒をつぶすことなく，水又はジュース等と共に服用することが望ましい。
　（2）PTP包装の薬剤はPTPシートから取り出して服用するよう指導すること。（PTPシートの誤飲により，硬い鋭角部が食道粘膜へ刺入し，更には穿孔を起こして縦隔洞炎等の重篤な合併症を併発することが報告されている。）
11. その他の注意
　動物試験（ラット）で，甲状腺腫並びに甲状腺機能異常を起こすことがある。

図3　バクタ®配合錠・配合顆粒（スルファメトキサゾール・トリメトプリム）の「使用上の注意」の記載

〔塩野義製薬株式会社：バクタ配合錠・配合顆粒，添付文書より〕

処置法が記載されている場合もあります（図4〜5）。抗菌薬のように使用頻度も高く，承認されて長い期間使用されたり海外でも汎用されたりすると事例が収集されやすいということもあると思います。図5のアジスロマイシンのように，海外での事例についても紹介される場合があります。

　なお，中毒事例は日本中毒センター（http://www.j-poison-ic.or.jp/homepage.nsf）で収集し情報提供しています。電話での医療機関向け情報提供料は1件につき2,000円で，大阪中毒110番（365日24時間対応，072-726-9923），つくば中毒110番（365日9〜21時対応，029-851-9999）で随時対応してもらえるほか，会員になるとデータベース検索を利用できます。医療機関内で起きた過量投与による健康被害は医療事故として扱われますが，家庭内で誤っ

---

8. **過量投与**
　徴候と症状：過量投与に関する情報は少ないが，主要な臨床症状として過度の血圧低下等が引き起こされる可能性がある。また肝機能障害があると症状が遷延することがある。
　処置：本剤の急性中毒に対しては，通常，胃洗浄若しくは催吐，下剤及び活性炭の投与などの初期治療を行う。心電図や呼吸機能等のモニターを行いながら，下肢の挙上，また必要に応じて輸液，カルシウムの静注，昇圧剤の投与など積極的な支持・対症療法を行う。なお，蛋白結合率が高いので，強制利尿，血液透析等は本剤の除去にはそれほど有用ではないと考えられる。

図4　アダラート®L錠（ニフェジピン）の「使用上の注意」の記載

〔バイエル薬品株式会社：アダラートL錠，添付文書より〕

---

8. **過量投与**
　（1）**症状**：本剤の過量投与により聴力障害をおこす可能性がある。
　　　処置：異常が認められた場合には投与を中止し，症状に応じて対症療法等の適切な処置を行うこと。なお，本剤の組織内半減期が長いことを考慮し，症状の観察ならびに対症療法を行う場合には十分な期間行うこと。
　（2）**症状**：外国臨床試験で総投与量が1.5gを超えた症例において，消化器症状の増加が認められている。
　　　処置：これらの症状が認められた場合には，症状に応じて投与中止あるいは対症療法等の適切な処置を行うこと。なお，本剤の組織内半減期が長いことを考慮し，症状の観察ならびに対症療法を行う場合には十分な期間行うこと。

図5　ジスロマック®錠（アジスロマイシン）の「使用上の注意」の記載

〔ファイザー株式会社：ジスロマック錠，添付文書より〕

15 その他の「使用上の注意」

て起きた過量投与の場合，中毒症例として同センターへ情報提供されている場合もあります。救急対応をしている病院では同センターの会員になっているかと思いますが，その他の医療機関・薬局でも問い合わせ先として控えておくとよいと思います。

3. 適用上の注意

「適用上の注意」の項には，投与経路，調製方法，調整時，保存時，投与速度，投与時，服用時，投与部位などさまざまなものがあります。口腔内崩壊錠では図2のように「服用時」として水なしの服用方法が示されていることがありますし，麻酔薬や注射剤では投与方法，造影剤では前処理，投与時，投与後についての注意事項など，製剤特有の注意すべき点が記載されています。また，ゾレドロン酸点滴静注では「投与速度」として「15分間以上かけて点滴静脈内注射すること（【警告】の項及び【用法・用量】の項参照）」と記載されているように，重大なことゆえに事故につながる事例がある場合は「警告」に，用法・用量に密接な関係のある事項は承認内容とははっきり区別した形で「用法・用量」の項目に記載して，本項では要点のみ記載します。

なお，特に高齢者でPTPシートの誤飲事例が起きていることから，製薬業界で記載方法のガイダンスが示されており，PTP包装の薬剤の服薬指導について，図2〜3の「薬剤交付時」のように注意喚起の記載がされていることがあります。

4. その他の注意

例えば，薬物相互作用に関する報告があるものの報告数が少なく，相互作用の根拠が明確でない場合には，図2にあるように「その他の注意」に記載します。はっきりと予想される場合は「相互作用」の項に記載します。また，動物実験で特に注意を要する毒性（例えば発がん性，重大な組織変化）が確認された場合で，治験や実臨床の検査や自他覚所見などでは確認できないものの可能性として考えられる場合は，図3のように動物実験の結果を示します。例えばアクテムラ®点滴静注用および皮下注（トシリズマブ）のように，「その他の注意」に8項目（国内症例に基づく内容3件，*in vitro*試験1件，動物実験2件，海外臨床試験2件）にわたって情報提供されている場合もあります。いずれも

144

併用薬の影響のおそれや心疾患系の副作用の可能性，脱髄関連疾患のおそれなど，可能性は否定できないものの明確な関連性が示されていない情報としての扱いになっています。

アクテムラ®点滴静注用の審査報告書[1]によると，承認時点では特段これらのリスクに特定した市販後の情報収集は求められていなかったようです。キャッスルマン病や全身型若年性特発性関節炎などの効能について，全症例を対象とした使用成績調査が承認条件として付いていました。その後，再審査期間も終了し全症例を対象とした情報収集は終了していますが，8項目がその際どう評価され，現在どのようなリスク管理が行われているかは，添付文書からは読み取れません。アクテムラ®点滴静注用は医薬品リスク管理計画（RMP）ができる前から承認されているためRMPは作成されていませんが，アクテムラ®皮下注は高安動脈炎，巨細胞性動脈炎を効能追加した際の承認条件としてRMP策定が求められてPMDAに掲載されており，「使用上の注意」の記載の背景を知るうえで参考になります（RMPについてはp.147～148のコラムも参照）。

黒色便について（インクレミン®シロップなど）や，薬剤を覆っていた膜などが体内吸収されず糞便中に排泄されること（ペンタサ®錠など）なども，本項に記載されます。

過量投与で気をつけたい腎機能

高齢になるとともに腎臓の機能が低下し，推定糸球体濾過量（estimated glomerular filtration rate；eGFR），クレアチニンクリアランス（CCr）などの値が低くなりますので，過量投与とならないよう投与量の設定に気を配る必要がありますし，実際に腎機能低下に伴う過量投与を疑うような症例を多くの医療関係者が経験していると思います。高齢の患者に対して，血清クレアチニンの数値だけをみて腎機能を判断することは，低栄養で筋肉量が少なくクレアチニン値が低いのか，それとも腎機能が良くてクレアチニン値が低いのかという推察を欠き，その患者の腎機能を過大評価してしまう可能性があります。なお，筋肉量が少ないという点では痩せている人の場合も同様です。

そこで，実測クレアチニン値や実測イヌリンクリアランスを求める代わり

15 その他の「使用上の注意」

表2　腎排泄型薬物の例

抗菌薬	アミノグリコシド系，セフェム系，カルバペネム系，ペニシリン系など
抗真菌薬	フルコナゾール
抗ウイルス薬	アシクロビル，バラシクロビル，テノホビル，ラミブジン，テラプレビル，リバビリン，ソホスブビルなど
利尿薬	フロセミド，アセタゾラミドなど
抗不整脈薬	ジソピラミド，プロカイン，ピルシカイニドなど
H_2受容体拮抗薬	シメチジン，ファモチジン，ラニチジンなど
代謝拮抗薬	メトトレキサート，フルダラビンなど
精神神経用薬	スルピリド，パリペリドンなど

に，血清クレアチニン値からeGFRとCCrを算出します。その際，日本腎臓学会の「CKD診療ガイドライン」[2]で示された日本人のeGFR算出式を用います。また，同学会から「eGFR男女・年齢別早見表」[3]が公開されています。さらに，薬学系の日本腎臓病薬物療法学会により，身長・体重・年齢・性別・クレアチニンまたはシスタチンCの値を入力することで前述の算定式を用いたeGFR・CCrの計算がインターネット上でできるようになっています（http://jsnp.org/egfr/）。体表面積による補正については，さまざまな書籍やWebサイトでも解説されているとおり重症度を同じ尺度で評価するためのもので，検査結果が補正値で示されていることも多いと思いますが，投薬量を検討する際には補正しない値を用います。この点は厚生労働省による「高齢者の医薬品適正使用の指針（総論編）」[4]にも考え方が示されています。

　日本腎臓病薬物療法学会では「腎機能低下時に最も注意が必要な薬剤投与量一覧」[5]を適宜更新して公開しています。一覧は，各薬効群で比較的使用頻度の高い薬が対象となっています。なお，同種同効薬であっても排泄機構が異なることがよくあります。例えばβ遮断薬のアテノロールは腎排泄型，カルベジロールは肝代謝型です。腎排泄型薬物の例を表2に示しました。薬は体内に吸収されてからさまざまな過程で代謝・分解され，便や尿中に排泄されますので，実際には明確に排泄型を区別するのは困難な薬も多いのですが，より患者さんにあった医薬品を選択する際の参考になります。排泄ほかADMEについては添付文書の「薬物動態」の項に記載されています（第16章参照）。

「その他の注意」はどの程度の注意なのか

「その他の注意」に記載されている内容は、表1のとおり、可能性は否定できない、しかし明確な関連性が示されていない情報であるために、「使用上の注意」のなかでも使い勝手の難しい項目だと思います。

例えば、動物実験により安全性の問題が疑われる場合でも、ハーボニー®配合錠（レジパスビル・ソホスブビル）における乳汁移行に関する動物実験をもとにした情報は、「その他の注意」ではなく「妊婦、産婦、授乳婦等への投与」の項に記載されています。なお、ハーボニー®配合錠のRMP[6]を確認してみると、「重要な不足情報」は特になし、その他の項目でも乳汁移行についての記載はありませんので、乳汁移行に着目した特別な調査や情報収集はされていな

Column ▶ 日本の医薬品リスク管理計画（RMP）

　国際的には10年ほど前から、医薬品安全性監視（いわゆるファーマコビジランス）として、疫学調査も含めて市販後に情報収集・評価を行うことが示されてきました。国内でも、2012年4月以降に承認申請した医薬品に対しては、順次、企業が行うべき医薬品安全性監視計画と安全対策措置（リスク最小化計画）を整理して記載した「医薬品リスク管理計画（RMP）」の作成が承認要件として求められるようになりました。PMDAの下記Webサイトには、RMPとはどのようなものかという説明がわかりやすく示されており、また実際に策定されたRMPが掲載されています。添付文書で注意喚起されている内容のうち、どのような調査・試験が現在行われているのかや、十分なエビデンスがまだないような潜在的なリスクとしてどのようなことに注意すべきかを確認する手立てとなります。

・PMDA：医薬品リスク管理計画（RMP）
　https://www.pmda.go.jp/safety/info-services/drugs/items-information/rmp/0002.html

いようです。一方，参考までに欧州のRisk Management Plan（EU RMP）の
概要[7]では，Missing informationとされており，「母親はハーボニーを使用し
ている場合，母乳で育てないよう指導されるべき」と記載されています。しか
し，EU RMPでも母乳への移行に特化した情報収集を行う計画は示されていま
せん。

Column ▶ 欧州のRisk Management Plan（EU RMP）

　欧州医薬品庁（EMA）だけでなく欧州各国の製造販売承認申請の際
にはRMPも提出することになっており，EMAを通じて承認された医薬
品のRMP概要はEMAのWebサイトに掲載されています（2014年3月以
降）[9]。EU RMP概要は医薬品のリスクがどのように管理されているか
を知りたい人向けの資料で，EMAの医薬品に対するリスク・ベネフィッ
トの見解について知りたい人は審査報告書にあたるEuropean Public
Assessment Report（EPAR）概要を参照します（なお，EMAが作成
したEPARは全文が公開されますが，製薬企業が提出するEU RMPは概
要のみで，全文は製薬企業が欧州行政に提出する他の文書と同様に非公
開です）。

　EU RMP概要と日本のRMPとの大きなコンセプトの違いは，一般市
民に向けた透明性確保と疾患の特性を念頭に置いている点だと思いま
す。EU RMP概要はすでにEPARや添付文書に記載されている内容と相
補的な関係にある「一般の人々を含む関係者（stakeholders, including
general public）」を対象にしたもので，一般の人にわかりやすい資料と
いう位置づけです。また，EU RMPに最初に記載する項目は疾患の疫学
的見地に基づく記述であり，例えばハーボニー®配合錠のEU RMP概要[7]
では，EU域内で1.1～1.3％の人が罹患しているなどの記載が冒頭にあり
ます。そのうえで，薬物治療から実際に患者さんがどのような恩恵を受
けるのか，安全性に関してわかっていない点は何なのか，そのためにど
のような調査・臨床試験を行うのかが簡潔に述べられています。

別の事例として，海外の研究をもとに話題となったピオグリタゾン塩酸塩による膀胱がん発症の疑いについては厚生労働省でも議論され[8]，「重要な基本的注意」で注意喚起されるとともに「その他の注意」には疫学調査の結果が示されました。しかしその後，膀胱がん発症との関連性はみられないという研究結果の報告もありました。

添付文書の他の項目に記載がなく「その他の注意」のみに記載されている場合は，こうした事例よりもさらに知見が少ない状態か，さまざまな研究結果があるとしても結論づけられない状態といえます。

16 薬物動態
医薬品の適正使用に欠かせないデータ

　医療機関において，患者の薬物血中濃度を測定し有効血中濃度になるように管理することが診療報酬の「特定薬剤治療管理料」として初めて認められたのは，炭酸リチウムの治療薬物モニタリング（TDM）で，1980年のことです。その翌年には抗てんかん薬やジギタリス製剤も追加され，現在，16薬効群50以上の成分が対象となっています[1]。保険薬局に対しては，特に安全管理が必要な医薬品として厚生労働大臣が定めるもの[2]，いわゆるハイリスク薬に対して必要な指導などを行った場合の「特定薬剤管理指導加算」が2010年に導入されました。

　また，後発医薬品の使用促進の観点から，国は製薬企業へ情報提供を充実させるよう指導を行っているところですが，原則として生物学的同等性を示すだけでよいため，後発医薬品の製品ごとの薬物動態データは示されていないことがほとんどです。患者および医薬品の特性に応じた用法・用量の提案などを通じて薬の適正使用に貢献するには，薬物動態や生物学的同等性のデータを理解することが欠かせません。

薬物動態の記載

　2017年に，「医療用医薬品添付文書の記載要領について」（平成9年4月25日薬発第606号）をはじめとした，添付文書の記載に関する一連の通知の見直しが提案されました。これについては第20章で触れますが，約20年前の1997年（平成9年）に取りまとめられた添付文書の記載要領では，薬物動態，臨床成績および薬効薬理などの科学的な裏づけのある情報を充実させるという方向性が示されました（表1）。

　ここで言う科学的な裏づけのある情報とは，製薬企業が医薬品の承認申請資料に添付した文献や，使用成績調査，市販直後調査，製造販売後臨床試験を実施した結果として得られたデータ[a]，その他の文献や発表などが該当します。これらは科学的手法に基づいて評価されていることが必要で，学会などで公表

表1 「薬物動態」の記載要領

「医療用医薬品添付文書の記載要領について」（平成9年4月25日薬発第606号）（抜粋）

第二　記載項目及び記載順序

12. 薬物動態

(1) ヒトでの吸収，分布，代謝及び排泄に関するデータを記載すること。

(2) ヒトでの吸収，分布，代謝及び排泄に関するデータが得られないものについては，これを補足するために本項に動物実験の結果を記載すること。

(3) データの根拠がある場合には，腎機能，肝機能等の程度に応じた投与量，投与間隔の解説を記載し，慎重投与等の対象患者の記載の後に「薬物動態の項参照」と記載すること。

「医療用医薬品添付文書の記載要領について」（平成9年4月25日薬安第59号）（抜粋）

第一　記載上の一般的留意事項

6.「体内動態」，「臨床成績」及び「薬効薬理」の各項目の記載に当たっては，原則として科学的な裏付けのあるもので信憑性の高いと判断される文献等に基づく正確な記載が必要であり，例外的なデータをとりあげて，それが一般的な事実であるような印象を与える表現はしないこと。

第二　各項目に関する留意事項

11.「薬物動態」について

(1) 対象の健康人・患者の区分を記載し，必要があれば，患者の状態についても付記すること。

(2) TDM（therapeutic drug level monitoring）が必要とされる医薬品の場合はTDMを充足するために血中薬物濃度，主要な消失経路及び薬物代謝等に関する重要なパラメータを記載すること。

(3) 薬物間等の相互作用を防止するために併用される可能性の高い医薬品やアルコール等から優先的に記載し，その程度が定量的に判断できるように症状や血中濃度の増減等の程度を数量的に記載すること。

(4) 他剤との比較を記載する場合には，十分な客観性のある比較データがあり，かつ，その対照医薬品が原則として繁用医薬品である場合にのみ記載できるものであり，その対照医薬品は一般的名称を記載すること。

〔厚生省「医療用医薬品添付文書の記載要領について」（平成9年4月25日薬発第606号）／厚生省「医療用医薬品添付文書の記載要領について」（平成9年4月25日薬安第59号）より〕

されたデータであっても，客観性や信憑性に乏しいデータを製品情報として使用することは避けるべきです。なお，薬物動態の情報に限らず，一部の例外的なデータを一般的な事実であるかのような提示の仕方や，認められた効能・効

---

a) 厚生省「新医薬品等の再審査の申請のために行う使用の成績等に関する調査の実施方法に関するガイドライン」（平成5年6月28日薬安第54号），「医療用医薬品の市販直後調査等の実施方法に関するガイドライン」（平成12年12月27日医薬安第166号・医薬審第1810号），厚生労働省「医療用医薬品の製造販売後調査等の実施方法に関するガイドライン」（平成17年10月27日薬食審査発1027001号）を遵守していること。

16 薬物動態

果を超えた情報提供は，医薬品等適正広告基準の違反となります[3]。また，製薬企業は添付文書に主要文献として提示した文献を含め，添付文書の裏づけとなる文献などの情報を保有しており，医師・薬剤師からの問い合わせがあれば速やかに情報提供できるよう体制を整えることが求められています。

　添付文書の「薬物動態」の項では，血中濃度，吸収，代謝，排泄といった情報を基本として，例えば健常人男性への投与について，薬剤投与後の最高血中濃度到達時間（Tmax），最高血中濃度（Cmax），血中濃度半減期（$T_{1/2}$）などの基本的なデータのほか，薬物動態を考慮した用法・用量（腎障害時，透析時など）や，薬物動態に関連して発現すると推測される相互作用について，可能な限り記載することが業界の自主基準で示されています。慎重投与などで臨床薬理学的な根拠データがある場合，例えばカナグル®錠（カナグリフロジン）の「効能・効果に関連する使用上の注意」では，「高度腎機能障害患者または透析中の末期腎不全患者では本剤の効果が期待できないため，投与しないこと（「重要な基本的注意9」，「薬物動態」の項参照）」という記載があります。そして「薬物動態」の項では，"腎機能障害を伴う2型糖尿病患者における単回経口投与時の薬物動態パラメータ"と題して腎機能障害の重症度別にCmaxと血中濃度時間曲線下面積（AUC）の値が示され，正常腎機能者との幾何平均[b]の比もわかりやすく表で示されています。このように，腎機能や肝機能の程度に応じた血中濃度のピークや半減期，腎機能や肝機能の程度に応じた投与量や投与間隔の参考になるようなデータを提示します。

　小児の薬物動態については，ジフルカン®静注液（フルコナゾール）のように早産児，11日〜11カ月など日齢・月齢・年齢別のデータや，バンコマイシン塩酸塩静注用のように低出生体重児患者のデータを提示している場合もありますし，高齢者についても，さまざまな医薬品で製薬企業が保有する情報をできるだけ提示しています。しかし添付文書の分量の限界もあることから，割合をごく簡単に提示しているだけのことも多く（図1〜3），こうしたデータの引用元情報が製薬企業の社内資料となっている場合，詳細情報を入手するには企業に問い合わせることが必要となります。なお，データを研究論文から引用して

---

b）データをかけ合わせてデータ数の累乗根を求めた値で，式は$\sqrt[n]{}$（a×b×c×…×n）となります。臨床検査値や薬物動態など対数正規分布に従う場合に用い，相乗平均ともいいます。

> **3. 組織内移行**
> 本剤の静脈内投与により患者の髄液中への良好な移行が認められた。Fouldsらは，髄液中のフルコナゾール濃度は血漿中濃度の52〜62％であったと報告している。（参考）

図1　ジフルカン®静注液（フルコナゾール）の「薬物動態」の記載

〔ファイザー株式会社：ジフルカン静注液，添付文書より〕

> **5. 排泄**
> （1）健康成人に14C-標識イマチニブ（200mg）を単回経口投与したとき，投与した放射能の80％が7日以内に排泄され，67％が糞中，13％が尿中に認められた。このうち未変化体は投与量の25％（20％は糞，5％は尿）であった。（外国人のデータ）
> （2）慢性骨髄性白血病患者にカプセル剤200，400及び600mgを1日1回反復経口投与したときの定常状態における未変化体の尿中排泄率（投与後24時間）は4.3〜7.9％であった。（日本人のデータ）

図2　グリベック®錠（イマチニブメシル酸塩）の「薬物動態」の記載

〔ノバルティスファーマ株式会社：グリベック錠，添付文書より〕

> **（参考：動物）**
> **血漿蛋白結合率**
> ウシ血漿を用いた実験から，メフェナム酸の血漿蛋白結合率は48％である。

図3　ポンタール®カプセル（メフェナム酸）の「薬物動態」の記載

〔第一三共株式会社：ポンタールカプセル，添付文書より〕

いる場合は，（参考）と示されています（図1）。

「薬物動態」に記載するデータは基本的に，動物ではなくヒトにおけるデータを記載します（表1）。外国人におけるデータを記載する場合は図2のとおり，外国人でのデータである旨を明記します。しかし，血漿タンパク結合率や代謝酵素の影響については*in vitro*データを示す場合もあります。ヒトのデータがなく動物でのデータを記載する場合は，（参考）と記して動物種を明記します（図3）。なお，ヒトでのデータがあってもそれを補完する動物でのデータを示す必要がある場合も同様に，（参考）として記載される場合があります。

16 薬物動態

そして，データを理解するのに不可欠なのが統計学です。「薬物動態」の項ではTmax，Cmaxなどに算術平均と標準偏差が用いられている場合や，幾何平均と幾可標準誤差，中央値と範囲など提示の仕方はさまざまです。これはいったいどのような背景から示されているのでしょうか。母集団の分布のイメージはどのようなものでしょうか。こうしたデータの読み方については本書では割愛しますが，臨床成績の結果を理解する際にも必要になりますので，ぜひ再確認してください[c]。

なお，カルバマゼピンなどTDMが診療報酬で認められている薬物では，有効血中濃度や測定頻度をあわせて記載することもあります。TDMは，血中濃度の高さと副作用の強度や発現頻度との間に関連性がある薬物や，有効濃度域が狭い薬物に対して行います。モニタリングにはトラフ値とピーク値どちらが適切か，測定には血清を用いるのか血漿を用いるのかなど，薬物ごとに異なるので確認しておく必要があります。例えばタクロリムスの場合，血中トラフ濃度をモニタリングしながら投与量を調節することが「用法・用量」に記載されています。

後発医薬品の薬物動態に関する情報提供

2002年に薬局で後発医薬品を調剤した場合の調剤報酬の加算が導入されたのを皮切りに，2006年に処方箋様式が見直されたり，DPC係数で考慮されたり，後発医薬品の薬価算定ルールが見直されたりするなど，後発医薬品の使用促進のための診療報酬上の政策が中央社会保険医療協議会（中医協）で検討されてきました。並行して，薬事規制においても「一般名＋剤形＋含量＋会社名」という名称ルールの指導や，後発医薬品の情報提供の充実を図ってきました（表2）[4]。剤形などに工夫を凝らす後発医薬品が存在する一方で，1成分に数十品目も存在する後発医薬品の品質を疑問視する意見が医師を中心として根強くあるため，後述するように国主導の溶出性試験のデータ公開やそれに基づく指導も行われています。

後発医薬品の承認申請にあたっては，生物学的同等性を示すことが求められ

---

c）【参考図書】山村重雄，他：添付文書がちゃんと読める統計学．じほう，2014

表2　後発医薬品に関する情報提供のあり方

2.「薬物動態」の項について

(1) 後発医薬品に係る生物学的同等性試験（以下「同等性試験」という。）データを記載すること。

・ヒトにおける同等性試験データがある場合は，例えば未変化体又は活性代謝物等の血漿中濃度-時間曲線，AUC，Cmax等のデータ（平均値，標準偏差等）をその試験条件（投与量，投与条件（絶食，食後等），体液の採取方法等）とともに記載すること。また，消失半減期等のパラメータについても同様に記載すること。その際には，被験者の選択，体液の採取回数・時間等の試験条件によって，AUC，Cmax等のパラメータは異なる可能性があることに留意すべき旨をあわせて記載すること。

・ヒトにおける同等性試験の実施が困難な製剤等の場合は，他の方法による当該医薬品に係る同等性試験の結果を記載しても差し支えないこと。なお，臨床効果を指標とした同等性試験の結果を記載する場合は，「臨床成績」の項に，薬力学的試験による同等性試験の結果を記載する場合は，「薬効薬理」の項に記載すること。

(2) 内用固形製剤のうち，日本薬局方又は日本薬局方外医薬品規格第3部に定められた規格に適合するものにあっては，「本製剤の溶出挙動は，日本薬局方又は日本薬局方外医薬品規格第3部に定められた規格に適合していることが確認されている」という旨の記載をすること。

日本薬局方については第5章を参照。

〔厚生労働省「後発医薬品に係る情報提供の充実について」（平成18年3月24日薬食安発第0324006号）より〕

ています。生物学的同等性に関するさまざまなガイドラインが示されています（表3）。生物学的同等性を示す目的は，先発医薬品に対する後発医薬品の治療学的な同等性を保証することにあり，基本的にヒトの血中濃度の推移を確認します。それができない場合は，薬理学的効果の比較などにより同等性を確認することとされています。こうして収集されたデータを添付文書の「薬物動態」の項に記載します。なお，表2下線部に基づき，図4下線部のとおり「被験者の選択，体液の採取回数・時間などの試験条件によって，AUC，Cmaxなどのパラメータは異なる可能性がある」ということを記載します。

　生物学的同等性が確認されたといっても，後発医薬品の添付文書に先発医薬品とまったく同じ内容を記載できるわけではありません。特許や再審査のため先発医薬品が保護されている期間中は，例えば効能・効果については，グリベック®錠（イマチニブメシル酸塩）は慢性骨髄性白血病，KIT（CD117）陽性消化管間質腫瘍，フィラデルフィア染色体陽性急性リンパ性白血病，FIP1L1-

16 薬物動態

表3 生物学的同等性ガイドライン一覧

全般	・後発医薬品の生物学的同等性試験ガイドライン（2012年2月29日改正）
経口剤	・含量が異なる経口固形製剤の生物学的同等性試験ガイドライン（2012年2月29日改正） ・経口固形製剤の処方変更の生物学的同等性試験ガイドライン（2012年2月29日改正） ・剤形が異なる経口固形製剤の追加のための生物学的同等性試験ガイドライン（2012年2月29日改正） ・経口固形製剤の製法変更の生物学的同等性試験に係る考え方（2013年4月19日） ・徐放性製剤（経口投与製剤）の設計及び評価に関するガイドライン（1988年3月11日）
配合剤	・配合剤の後発品の生物学的同等性試験について（2012年2月29日） ・含量が異なる医療用配合剤及び医療用配合剤の処方変更の生物学的同等性試験について（2012年2月29日）
局所製剤	・局所皮膚適用製剤の後発医薬品のための生物学的同等性試験ガイドライン（2006年11月24日改正） ・局所皮膚適用製剤の剤形追加のための生物学的同等性試験ガイドライン（2006年11月24日） ・局所皮膚適用製剤の処方変更のための生物学的同等性試験ガイドライン（2010年11月1日）
吸入剤	・吸入粉末剤の後発医薬品の生物学的同等性評価に関する基本的考え方について（2016年3月11日）
点眼剤	・水性点眼剤の後発医薬品の生物学的同等性評価に関する基本的考え方について（2016年3月11日）

その他の生物学的同等性ガイドラインについては，PMDAのWebサイトを参照（https://www.pmda.go.jp/review-services/drug-reviews/about-reviews/p-drugs/0008.html）。

PDGFRα陽性の好酸球増多症候群または慢性好酸球性白血病の適応がありますが，後発医薬品のイマチニブメシル酸塩錠では慢性骨髄性白血病とフィラデルフィア染色体陽性急性リンパ性白血病だけです（2017年12月時点）。また，グリベック®錠の添付文書には血中濃度〔外国健康成人，慢性骨髄性白血病患者，KIT（CD117）陽性消化管間質腫瘍患者〕，吸収，分布，代謝，排泄についての記載がありますが，後発医薬品では図4のように生物学的同等性を示すデータが記載されます。したがって，具体的にイマチニブメシル酸塩の薬物動態を確認しようと思った場合には，やはり先発医薬品であるグリベック®錠の添付文書に立ち戻ることが必要になってきます。

一方，副作用などの安全性情報を含む「使用上の注意」および「取扱い上の注意」の項目については，後発医薬品（バイオ後続品を含む）の情報提供の充

156

実の一環として，先発医薬品企業の協力を得て同じ情報を記載することになっています。

なお，後発医薬品の添付文書などでは「薬物動態」，「臨床成績」，「薬効薬理」などについても「副作用」と同じく先発医薬品と同様の記載をすることが2018年4月から可能になっており，順次対応が進むことが期待されます。

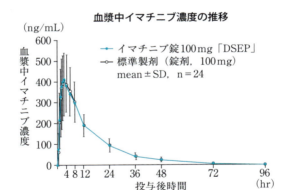

図4　イマチニブ錠100mg「DSEP」の「薬物動態」の記載

〔第一三共エスファ株式会社：イマチニブ錠100mg「DSEP」，添付文書より〕

Column ▶ 後発医薬品の使用促進

　2015年に後発医薬品の数量シェア目標として，2017年央に70％以上，2018年度から2020年度末までの間のなるべく早い時期に80％以上という目標が掲げられました。厚生労働省では「後発医薬品の安心使用促進アクションプログラム」[5]と「後発医薬品のさらなる使用促進のためのロードマップ」[6]を踏まえて，後発医薬品に対する信頼性向上のため，①国立医薬品食品衛生研究所が事務局として開催している「ジェネリック医薬品品質情報検討会」，②都道府県へ委託した一斉監視指導の一環としての流通品の品質確認が進められてきました。①の検討会では，文献や学会などで示された後発医薬品の品質に関する情報を学術的観点から検討するとともに，溶出試験などの必要な試験を実施しています。一方で品質試験は②の活動にもあります。

　後発医薬品の生物学的同等性の品質再評価の結果をとりまとめた「医療用医薬品品質情報集」（年4回更新，通称オレンジブック）[7]が発刊されていました（最終版No.31，2010年3月）。また，最近では後発医薬品について有効成分ごとに品質に関する情報を体系的にとりまとめた「医療用医薬品最新品質情報集」（随時作成，通称ブルーブック）[8]が①の検討会から公表されています。後発医薬品の選択の際は，添付文書に加えてこうした資材の活用が期待されます。

Column ▶ ブリッジング試験

　医薬品開発における臨床試験データの相互利用に関する基本的な考え方は，医薬品規制調和国際会議（ICH）のE5ガイドラインで示されています。民族差の影響を否定できないという見解もありますが，厚生労働省では「外国臨床試験データの受け入れに際しては，ICH指針に基づき，科学的に必要と考えられる国内臨床試験データを求め，できるだけ外国臨床試験データを活用すること」[9), 10)] とし，1988年以降，外国データの受け入れを認めてきました。

　その際に利用されるブリッジング試験とは，治験薬について他民族の臨床データと日本人のデータとの間でそれほど違いがみられないことを示すために行われる試験で，有効性，安全性および用法・用量に関する臨床データまたは薬力学的データを収集します。ブリッジング試験の結果，民族による差を気にしなくてもよいようであれば，有効性を検証する第3相臨床試験として行われた外国人の臨床データを日本での承認申請のデータとして利用できます。結果として，日本人の被験者数が少なくても治験薬の効果を解析するうえで必要な症例数を確保できるようになり，承認申請までの迅速化が期待されます。そのため，いわゆるドラッグラグ対策の一つとして利用されてきました。ブリッジング試験を活用して承認された医薬品には，例えばアリセプト®（ドネペジル塩酸塩），リリカ®（プレガバリン），オレンシア®皮下注（アバタセプト）などがあります。試験の概要はインタビューフォームや審査報告書で確認できます。

　最近では，世界に先駆けて新薬を開発することを国が推進していることもあり，国際共同治験や多地域試験を行う機会が増えたようですが，海外での開発が先行してしまった場合でも，日本人を対象とした用量反応についてのブリッジング試験を実施し，外国データが外挿可能であることを立証できれば，開発期間を短縮でき，より早く患者さんに新薬を届けることができます。

17 臨床成績
治験と実臨床のギャップを考える

　患者さんが薬物治療から得られるベネフィットを最大化するために，さまざまな疾患の診療ガイドラインが学会から提供されています。患者さんへの対応では，一般化されている医学的あるいは薬学的知見に基づき，医師が治療方針を説明して処方し，薬剤師が調剤し服薬指導を行うという流れがあります。新薬は特に実臨床の情報が少ないため，治験のデータに基づいた情報がよりどころです。

　しかし，その患者さんの病態や日常生活の環境により，投与した後の治療効果は患者さんごとに異なります。第16章で解説した薬物動態も個人差があります。併用薬や前治療の有無などによって治療の経過に差がないかどうかを治験でも確認している場合があるので，単に治験で有効性が示されたことや非劣性が示されたことだけを確認するのではなく，どのような試験デザインで行われたのかを知ることも重要になってきます。

添付文書での臨床成績の記載

　「臨床成績」の項には，有効性に関する情報を記載します（表1）[1]。有効性について情報を提示するにあたっては「精密かつ客観的に行われた臨床試験」などの結果を用いますが，これには承認を得るために行われる治験や，内容を厳正に審査（peer review）している学術誌に原著論文として掲載された試験成績が該当します。しかし，治験の情報は原著論文として学術誌に掲載されないことも多いため（あるいは掲載されるのが販売開始後になるため），その場合は「製造販売承認審査資料として提出し評価された試験成績」を根拠として示すことが可能となっています。添付文書の主要文献一覧に「社内資料」が多用されているのはこのためです（図1）。また，市販後に実施した使用成績調査，製造販売後臨床試験など再審査および再評価申請に用いたデータが追加で掲載される場合もあります。治験や市販後に実施される調査や試験のデータのうち安全性に関しては，添付文書の「副作用」の項にも記載されます。また治験に

表1 「臨床成績」の記載要領

> **13. 臨床成績**
> (1) 精密かつ客観的に行われた臨床試験の結果について，投与量，投与期間，症例数，有効率等を承認を受けた用法及び用量に従って記載すること。
> (2) 他剤との比較を記載する場合には，その対照が繁用医薬品であり，精密かつ客観的に行われた比較試験の成績がある場合にのみ記載することができること。

〔厚生省「医療用医薬品添付文書の記載要領について」
（平成9年4月25日薬発第606号）より〕

【臨床成績】
1. 国内二重盲検比較試験（尋常性乾癬患者及び関節症性乾癬患者）[2]

　中等度〜重度の尋常性乾癬患者及び関節症性乾癬患者（局面型皮疹の病変が体表面積（BSA）の10%以上，かつPASIスコアが12以上）を対象とした無作為化プラセボ対照二重盲検並行群間比較試験を実施した。プラセボ，本剤70，140又は210mgを0，1及び2週，その後2週間隔で12週間皮下投与した。投与12週後のPASIスコア改善率及びPASIスコアがベースラインから75%以上，90%以上，100%改善した患者（以下，PASI 75/90/100反応）の割合を次表に示す。本剤投与群ではプラセボ群と比較して有意に高いPASIスコア改善率を示した。また，関節症性乾癬と診断され，ACR基準評価がベースラインから20%以上改善した患者（以下，ACR 20）の割合は，プラセボ群0%（0/5例），210mg群100%（4/4例）であった。
　（中略）
〈主要文献〉
　2）社内資料：局面型皮疹を有する乾癬患者を対象とした第2相臨床試験
　（後略）

図1 ルミセフ®皮下注（ブロダルマブ）の「臨床成績」の記載

〔協和発酵キリン株式会社：ルミセフ皮下注，添付文書より〕

関しては，国際的な合意事項に基づき整備された「医薬品の臨床試験の実施の基準に関する省令」（GCP省令）および関連通知を遵守し，市販後は「医薬品の製造販売後の調査及び試験の実施の基準に関する省令」（GPSP省令）および関連通知の遵守が求められています[a]（市販後に行われる調査・試験につい

---

a) GCPについては，今後，医薬品規制調和国際会議（ICH）で「臨床試験の一般指針」の全面見直し（2020年以降），およびそれに付随した「医薬品の臨床試験の実施基準」の見直しをすることになりました。国内での治験全体の刷新は2020年代半ばになると見込まれています。

17 臨床成績

ては第10章を参照）。

　製薬企業が実施したすべての治験の概要が添付文書の「臨床成績」に示されるわけではなく，診療で特に参考になると考えられるデータを中心に示されます。例えば，糖尿病の治療は薬物療法の前に食事や運動の指導があるのが普通ですので，アクトス®（ピオグリタゾン塩酸塩）の添付文書では「食事療法，運動療法のみの2型糖尿病」などの患者に投与した場合の成績が紹介されています。

1. 申請資料概要とは

　承認審査の対象となった治験の概要については，PMDAのWebサイトで審査報告書や申請資料概要を検索するか，製薬企業に直接問い合わせて入手することができます。審査報告書と比べると申請資料概要は聞き慣れない名前かもしれません。審査報告書はPMDAが作成した，PMDAによる審査結果の概要をまとめたものですが，申請資料概要は製薬企業が新薬承認取得のためにPMDAへ提出した資料の概要になります。ただし，資料作成者である製薬企業の製品情報サイトでは見かけることがありませんので，PMDAの「医療用医薬品情報検索」[2] で検索するのが最も簡便な方法になります。

　製薬企業に提出が求められている資料の内容は現在，医薬品規制調和国際会議（ICH）での合意に基づいて作成要領が定められています[3], [4]。承認申請の際に添付すべき資料の項目は表2のとおり多岐にわたるため，PMDAで公開される申請資料概要は全体が500ページを超えることも少なくありません。申請資料概要で提示される項目は，「起原または発見の経緯および開発の経緯」，「緒言」，「品質に関する概括評価」，「非臨床に関する概括評価」，「臨床に関する概括評価」，「非臨床概要：(1) 薬理，(2) 薬物動態，(3) 毒性」，「臨床概要」があります。表2に示した申請時の添付資料のなかで，臨床試験の成績については「臨床試験成績」と一言あるだけですが，例えばアクトス®が1999年に承認されたときの申請資料概要[5] をみると，第1相試験，前期第2相試験，臨床薬理試験 (1)，後期第2相試験（用量設定試験），第3相二重盲検比較試験，一般臨床試験（ボグリボース併用投与試験），臨床薬理試験 (2)，長期投与試験の結果が記載されています。臨床試験成績のまとめとして，有効性・安全性だけでなく，類薬との比較や米国での承認内容についても提示されています。添付文書では，これらの情報のうち特に重要な情報を抜粋して情報提供しています。

162

表2 承認申請時の添付資料の内容

イ	起原または発見の経緯及び外国における使用状況等に関する資料	1. 起原又は発見の経緯 2. 外国における使用状況 3. 特性及び他の医薬品との比較検討等
ロ	製造方法ならびに規格及び試験方法等に関する資料	1. 構造決定及び物理的科学的性質等 2. 製造方法 3. 規格及び試験方法
ハ	安定性に関する資料	1. 長期保存試験 2. 苛酷試験 3. 加速試験
ニ	薬理作用に関する資料	1. 効力を裏付ける試験 2. 副次的薬理・安全性薬理 3. その他の薬理
ホ	吸収，分布，代謝，排泄に関する資料	1. 吸収 2. 分布 3. 代謝 4. 排泄 5. 生物学的同等性 6. その他の薬物動態
ヘ	急性毒性，亜急性毒性，慢性毒性，催奇性その他の毒性に関する資料	1. 単回投与毒性 2. 反復投与毒性 3. 遺伝毒性 4. がん原性 5. 生殖発生毒性 6. 局所刺激性 7. その他の毒性
ト	臨床試験の成績に関する資料	臨床試験成績
チ	法第五十二条第一項に規定する添付文書等記載事項に関する資料	添付文書等記載事項

〔厚生労働省「医薬品の承認申請について」（平成26年11月21日薬食発1121第2号）より〕

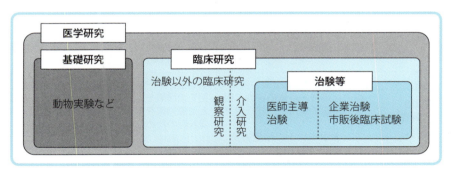

図2 医学系研究と治験の位置づけ

臨床研究・臨床試験・治験

　臨床研究・臨床試験・治験の関係は図2のとおりで，医療機関ではどのケースも経験する可能性があります。「臨床研究」は疾病の予防や治癒，診断，原因究明，治療方法の改善などのためにヒトを対象として行われるすべての研究

17 臨床成績

で，「観察研究」と「介入研究（臨床試験）」に分けられます。2017年4月に公布された「臨床研究法」（平成29年法律第16号）の規制の対象は「医薬品等を人に対して用いる」ものに限られており，さらにそのうち医行為に該当することを指すとされているため，例えばデータベースを活用するような観察研究や，サプリメント服用や運動による健康改善を検討するといった研究は含まれません。しかしアンケート調査や観察研究であってもヒトを対象とする場合，欧米では倫理審査を経て研究が行われるのが普通ですので，研究成果を論文発表する場合は日本の法規制にかかわらず配慮が必要です。「臨床試験」は，医薬品や医療機器，外科的手技などの治療を"試験的"に施し有効性や安全性を評価することを目的に実施するものです。臨床試験のうち，医薬品や医療機器として国の承認を得ることを目的に行う場合は「治験」となります。

新薬を承認するにあたってはさまざまな規制があり，治験についても薬機法

表3　治験のステージ

段階	目的	内容
第1相 （主に臨床薬理試験）	・初期の安全性および忍容性の推測 ・薬物動態の確認 ・薬力学的な評価 ・初期の薬効評価	非臨床試験の成績に基づき，治験薬を初めてヒトに投与する。通常，少数の健康な成人男性（抗がん薬などの毒性の強い薬物については患者）を対象として，少量の薬物投与から開始し，治験薬の安全性や治験薬の薬物動態のデータを取得する。
第2相 （主に探索的試験）	・患者における治療効果の探索 ・最適な用法・用量の探索（用量の漸増デザイン，並行用量反応） ・エンドポイント，治療方法，対象患者の評価	第1相試験で安全性が確認された用量の範囲で治験薬を実際に患者に投与し，投与量と治療効果を探索的に確認する。用法・用量設定のためのデータを取得する。
第3相 （主に検証的試験）	・治療上の利益を証明または確認（承認の根拠データ） ・長期投与，高齢者への投与，他剤との併用などの評価	第2相試験のデータをもとに多数の被験者に対して治験薬を投与し，第2相試験よりも詳細な情報を集め，実際の治療に近い形で有効性と安全性を確認する。標準的な治療薬との二重盲検試験や長期投与時の安全性確認試験が行われる場合もある。
第4相 （承認後の補完的試験）	・薬物相互作用，用量−反応，安全性など追加の評価 ・承認された適応疾患における使用の評価	第3相試験までに確認することの難しい評価項目や市販後に検討が必要となった有効性・安全性に関する事項について製造販売後臨床試験として実施する。

やGCP省令をはじめ，治験に関するガイドラインが数多くあります。治験実施に関係している製薬企業・医療機関・医師はこれらに十分に配慮する必要があります。

治験の種類は，表3のような承認申請に至るまでの段階や，盲検化しているかどうか・対照群は実薬かどうか・無作為抽出されているかどうかなどの実施方法，国際共同治験・ブリッジング試験（第7章，第16章参照）など治験実施の枠組みなどで区別します。こうした治験のタイプは添付文書の「臨床成績」の項にも記載されています。

臨床成績のデータ提示

臨床成績のデータは，承認を受けた効能・効果，用法・用量の範囲内での臨床成績を記載することになっています。比較データを記載する場合は，対照薬についても国内で承認を受けた効能・効果，用法・用量の範囲内で比較した結果を記載します。また，比較データを記載する場合は客観的事実のみを記載します。一部のデータのみを利用して一般化された事実であるかのような表現な

> **Column ▶ 国際共同治験（Global study）**
>
> 　国際共同治験は，米国や欧州，アジア圏などの複数の国または地域で実施される治験のことで，統一の治験実施計画に基づき各国で同時に実施します。厚生労働省より「国際共同治験に関する基本的考え方」[11]が示され，2009年以降の日本の国際共同治験実施件数は国内で実施される治験全体の約20％にまで増えています[12]。国際共同治験では，評価項目，対象患者の主な背景，適応症など，治験を実施するにあたって中心となる部分を共通にしたうえで，Proof of Concept（第6章参照）が決まった後の第2相〜第3相試験で実施されることが多いです。ドラッグラグ解消，世界同時開発に役立つと考えられていますが，用量設定の際に体格差，遺伝子レベルの違い，標準療法，医療環境，食生活，生活習慣などをどのように反映させるのか（させなくていいのか）検討が必要です。

ど誤解を与えるような記載や，対照薬を誹謗する表現，対照薬との差を誇大・強調するような図表や表現は避けるべきです。

　添付文書に限らず，製薬企業が情報提供をする際には学術的に中立・公正な態度で臨むべきですが，市販後の臨床研究データを用いて恣意的なデータ提示をしたとして2014年に問題が指摘されたのがCASE-J試験[6]でした。第三者機関による調査の結果，「プロモーション活動に不適切な部分があった」ため[7]，2015年6月12日に厚生労働省は薬機法第66条違反として武田薬品工業に対して業務改善命令を出しています[8]。一方で，厚生労働省では2014年に「臨床研究に係る制度の在り方に関する検討会」を設置し，その報告書では医療用医薬品の広告の適正化についても提言が示されています[9]。これを踏まえて製薬企業の自主基準が2015年に作成され[10]，先に紹介した「臨床研究法」が2017年に制定されました。

　添付文書への治験データの記載は，第2相用量反応試験，プラセボ対照二重盲検比較試験，第3相二重盲検並行群間比較試験，非劣性試験，長期投与試験など，どのような治験だったのかを記載します。添付文書で有効率を示す際に

【臨床成績】
1．国内臨床試験
（1）関節リウマチ
**　1）第2相用量反応試験**
　　本剤の10mg及び25mg週2回投与のDMARD無効の関節リウマチ患者を対象としたプラセボ対照二重盲検比較試験（有効性解析対象症例数147例）における12週評価日の「ACR改善基準による有効率（ACR20）[注15]」を，表4に示す。本剤投与群におけるACR20は，各々プラセボ群に比較し有意に高かった。

表4　12週評価日のACR20（週2回投与）

投与量（×2/週）	プラセボ	10mg	25mg
ACR20 [注15] ［改善基準に達した 症例数／総症例数］	6.3% ［3/48］	64.0% ［32/50］	65.3% ［32/49］

（注15）ACRコアセットのうち，総疼痛関節数及び総腫脹関節数がともに20％以上改善し，かつ残りの5項目中3項目が20％以上改善した症例の割合

図3　エンブレル®皮下注用（エタネルセプト）の「臨床成績」の記載

〔ファイザー株式会社：エンブレル皮下注用，添付文書より〕

は，臨床研究において例えば4段階評価で「極めて有効，有効，やや有効，無効」を用いてデータを収集していた場合，"極めて有効"と"有効"を集計し，やむをえず"やや有効"を記載する場合は"有効"以上と明確に区分するべきです。リウマチ治療薬のエンブレル®（エタネルセプト）やアクテムラ®（トシリズマブ）では図3〜4のようにACR[b]を示し，あわせて根拠となった症例数

【臨床成績】

1. 関節リウマチ

（1）国内第3相二重盲検並行群間比較試験（2週間隔投与：点滴静注用製剤との比較）

　1剤以上のDMARDで効果不十分な関節リウマチ患者を対象とし，トシリズマブ162mg/2週皮下注（皮下投与群）又はトシリズマブ8mg/kg/4週点滴静注（点滴静注群）を24週間投与する二重盲検比較試験（非劣性試験）を実施した。二重盲検比較試験終了後，162mg/2週皮下注を非盲検下で継続投与した。成績は以下のとおりであった。

1）症状の緩和

　初回投与24週後のACR基準20%，50%及び70%改善頻度を下記の表2に示す。ACR基準20%改善頻度は，皮下投与群で79.2%であったのに対し，点滴静注群で88.5%であった。（群間差[注7]：－9.4%，95%信頼区間：－17.6%，－1.2%，非劣性の限界値：－18%）

表2　初回投与24週後のACR基準20%，50%及び70%改善頻度

	点滴静注群	皮下投与群	群間差[注7] ［95%信頼区間］
例数	156	159	
ACR20	88.5%	79.2%	－9.4% ［－17.6：－1.2］
ACR50	67.3%	63.5%	－4.3% ［－14.7：6.0］
ACR70	41.0%	37.1%	－3.8% ［－14.5：6.8］

注7）群間差（皮下投与群－点滴静注群）は登録時の体重（60kg未満，60kg以上）と抗TNF製剤の前治療の有無を層別因子とし，Mantel-Haenszel法を用いて調整した。

図4　アクテムラ®皮下注（トシリズマブ）の「臨床成績」の記載

〔中外製薬株式会社：アクテムラ皮下注，添付文書より〕

---

b）米国リウマチ学会（American College of Rheumatology）が1987年に提案した臨床研究に用いる基準です。現在は，2009年に米国リウマチ学会と欧州リウマチ学会が共同作成した「2010ACR/EULAR関節リウマチ分類基準」が用いられています。

（母数）を併記しています。なお，DMARDやACR，JDSなど医学専門分野の略語が添付文書では当然のこととして使用されています。臨床成績データから医薬品がどのようにして承認されたのかを知るには，疾患や治療の基本的な知識が必要です。

図3のように割合を示すだけでなく，図4のように差や平均と信頼区間を提示する場合は下線部のMantel-Haenszel法のように検定方法や解析時の調整方法を，非劣性試験では波線部のように劣性の判断基準となる閾値を示します。治験計画段階でデータ特性に応じた検定方法が選択されますので，よく使われる統計手法について考え方を知っておくと，添付文書に記載されている臨床成績をより深く理解できます。抗がん薬では生存期間を示すのにカプランマイヤー曲線を記載している場合が多いですが，これもデータの特性に応じたデータ提示方法といえます。

特殊な疾患の治療薬で外国人データをもとに承認審査された医薬品もあります。こうした日本人データがない医薬品については，外国人データである旨を明記したうえで記載してもよいことになっています。承認外の用量である場合はその旨も記載します。

Column ▶ 優越性試験・同等性試験・非劣性試験

　非劣性試験は，すでに有効な治療薬が存在し，既存治療に対して副作用が低減されているなど有効性以外の利点があれば，優越性が証明できなくても有効性が劣っていないこと（非劣性）の証明をもって承認しようという考え方です。治療薬のない領域や新規作用機序の開発が減ってきているなかで，非劣性試験が実施される機会も増えています。

　非劣性試験では，治験薬と既存の治療薬（対照薬）との差をどこまで許容するか，図4波線部の「非劣性の限界値：−18％」のようにあらかじめ決めるのですが，この値を決めた根拠までは添付文書に記載されていません。この値を考えるうえでは，そもそも対照薬がプラセボに対してどの程度臨床的に意義のある効果があり，どのような幅をもって示されてい

るのか認識しておく必要があります。決められた値（ここでは−18%）を上回れば限界値以上に劣ることはないということになりますが，限界値の範囲内では劣ることもあるということです。また，サンプル数が少ない，脱落が多いなど試験の質が低いと，治験薬に有利な方向にバイアスがかかる場合もありますし，逆に有効性や非劣性を証明するつもりができなかったという場合もあります。また，非劣性試験で承認された医薬品を対照薬として臨床試験をする場合に非劣性試験をしてしまうと，本当は被験薬がプラセボよりも明らかに劣っているのに「非劣性」とみなしてしまう危険があります。優越性を証明できるのが理想的ですが，非劣性を証明する試験においても，適正な根拠をもって非劣性の限界値（非劣性マージン）を決め，その解析にあった十分なサンプル数を治験計画時点で設定しておくことが大切です。

　細かい話になりますが，劣性の限界値のみを確認するので，検定は片側検定になります。添付文書では「非劣性試験」であることを明記せず，検定方法として「片側検定」と記載されている場合がありますが，これは非劣性試験をしたことの裏返しですので注意して見てください。

　なお，統計的に有意差が認められないことをもって「同等」とみなすことはできません。同等性試験では，非劣性試験と同様にあらかじめ同等性の範囲を設定して検定します。後発医薬品の生物学的同等性試験の許容域の考え方は，AUCおよびCmaxが対数正規分布する場合，正規分布する場合など，さまざまなガイドラインで示されています。

・PMDA：生物学的同等性（BE）ガイドライン等

http://www.pmda.go.jp/review-services/drug-reviews/about-reviews/
p-drugs/0008.html

18 薬効薬理
薬理作用と作用機序はどう違う？

「薬がなぜ効くのか？」を理解するうえで，薬理学は欠かせない学問です。日本薬理学会では，薬理学を「生体内外の化学物質と生体の相互作用を，種々の研究方法により個体，臓器，組織，細胞，分子のレベルを貫いて総合的に研究し，さらに創薬・育薬などの薬物の疾病治療への応用を視野に入れ，薬物治療の基盤を確立する科学」と定義しています。"種々の研究方法"とあるように，外部環境に反応して常に休むことなく活動している私たちの身体の細胞や臓器が，どのようにして情報を受容・伝達してそれぞれの機能を果たしているのか，特に薬に起因する生体反応について解明するためには，解剖学，生理学，生化学，分子生物学，遺伝学，機能形態学などの基礎医学の知識も必要です。

新規化合物が医薬品として開発される確率は何万分の一とも言われていますが，それでも新しい作用機序をもつ薬が毎年いくつも承認されて，医療も変化しています。作用機序や薬理作用を，製薬企業が提供するセミナーやWebサイト，資材から学ぶことも多いと思います。添付文書では，どのような情報が提供されているでしょうか。

添付文書での薬効薬理の記載

通常業務では添付文書の「薬効薬理」の項目を確認する機会は少ないと思います。一度覚えてしまえば調べる必要はありませんし，添付文書の後ろのほうに記載されていることに加え，製薬企業からインタビューフォームなど，より詳しくわかりやすく作用機序を図解した資料を入手することができるからです。製薬企業は従来から製品概要パンフレットを医療機関や薬局へ提供しているほか，最近では作用機序や使用方法を解説した動画など，教育資材として優れた機能をもった資材をWebサイトで提供している場合があります。目で直接見ることのできない生体内の薬剤の働きについては，文章だけで想像するよりも，やはりイラストや動画があるほうがイメージしやすいと思います。

また添付文書の記載要領[1), 2)]では，「薬効薬理」の記載方法は"薬理作用お

よび作用機序を記載すること"とある程度で，具体的な記載内容は規定されていません（表1）。例えば図1に示した2剤は，インターロイキン（IL）-17に直接働きかける機能とIL-17受容体に働きかける機能という作用機序の違いはあるものの，同じ時期に同じ効能・効果で承認された薬ですが，見出しの付け方など体裁の違いも見受けられます。このように同時期に承認された類薬でも，企業の方針によって添付文書に記載される「薬効薬理」の情報量は異なってきます。添付文書を利用する側からすると，見やすさの観点から記載項目が統一されているとよいのですが，「薬効薬理」の項に限らず添付文書の形式的な記載の編集は厳しくは行われていないのが現状です。

薬理作用と作用機序

　薬効薬理の項目では薬理学のうち，薬物動態ではなく薬力学の面から記載します。添付文書の記載要領[1]において「薬理作用及び作用機序を記載する」と

表1　「薬効薬理」の記載要領

「医療用医薬品添付文書の記載要領について」（平成9年4月25日薬発第606号）（抜粋）
14．薬効薬理
(1) 効能又は効果を裏付ける薬理作用及び作用機序を記載すること。
(2) 動物実験の結果を用いる場合には動物種を，またin vitro試験の結果を用いる場合にはその旨をそれぞれ記載すること。

「医療用医薬品添付文書の記載要領について」（平成9年4月25日薬安第59号）（抜粋）
12．「薬効薬理」について
(1) ヒトによる薬効薬理試験等の結果を記載する場合には，対象の健康人・患者，性別，成人・小児等の区分を記載すること。また，動物実験の結果を記載する場合は，動物種を記載し，in vitro試験の結果を記載する場合には，その旨を記載すること。
(2) 他剤との比較を記載する場合には，十分な客観性のある比較データがあり，かつ，その対照医薬品が原則として繁用医薬品である場合にのみ記載できるものであり，その対照医薬品は一般的名称を記載すること。
(3) 配合剤における個々の有効成分の薬理作用を説明する場合には，その薬理作用等により，承認を受けた効能又は効果（承認を要しない医薬品にあっては，医学薬学上認められた範囲内の効能又は効果）以外の効能又は効果に使用できるような印象を与える表現はしないこと。また，配合剤における相乗作用を表現する場合には，十分な客観性のあるデータのある場合にのみ記載すること。

〔厚生省「医療用医薬品添付文書の記載要領について」（平成9年4月25日薬発第606号）／厚生省「医療用医薬品添付文書の記載要領について」（平成9年4月25日薬安第59号）より〕

18　薬効薬理

トルツ®皮下注80mgオートインジェクター / トルツ®皮下注80mgシリンジ

【効能・効果】
既存治療で効果不十分な下記疾患
尋常性乾癬，関節症性乾癬，膿疱性乾癬，乾癬性紅皮症

【薬効薬理】
1. 作用機序
　　本剤は，炎症性サイトカインであるインターロイキン（IL）-17Aに対するヒト化IgG4モノクローナル抗体であり，自己免疫疾患の発症に関与していると考えられるIL-17Aに結合してIL-17Aの作用を中和すると考えられる。
2. 薬理作用
　(1) 本剤はヒトIL-17Aに高い親和性で結合したが（解離定数：3pM未満），IL-17B，IL-17C，IL-17D，IL-17E及びIL-17Fには結合しなかった。
　(2) In vitro試験及びIL-17Aを投与したマウスにおいて，本剤はIL-17Aにより誘導されるケモカイン産生を阻害した。
　(3) 第1相臨床試験で実施した乾癬患者の皮膚生検において，1日目から43日目にかけて表皮厚並びに増殖性ケラチノサイト，T細胞及び樹状細胞数の用量依存的な減少傾向が認められた。

ルミセフ®皮下注210mgシリンジ

【効能・効果】
既存治療で効果不十分な下記疾患
尋常性乾癬，関節症性乾癬，膿疱性乾癬，乾癬性紅皮症

【薬効薬理】
本剤はヒトIL-17受容体A（IL-17RA）に対するモノクローナル抗体であり，IL-17RAに選択的に結合し，炎症性サイトカインであるIL17A，IL-17F，IL-17A/Fヘテロ二量体，IL-25（別名IL-17E）及びIL-17CのIL-17RAを介したシグナル伝達を阻害する。
1. IL-17RA阻害作用
　(1) In vitro試験でヒトIL-17RAに高い結合親和性を示し，ヒトIL-17Aと競合的にIL-17RAに結合した。
　(2) In vitro試験でヒトリンパ球，単球，顆粒球及び各種ヒト線維芽細胞の細胞表面に結合し，ヒトIL-17A，IL-17F，IL17A/Fヘテロ二量体，IL-25及びIL-17C刺激により誘導されるIL-17RAを介した生物活性を阻害した。
2. 乾癬に対する作用
　(1) 抗マウスIL-17RA抗体は，マウス乾癬モデルに腹腔内投与することにより乾癬様の皮膚症状（表皮過形成，表皮層内の好中球性膿胞及び角化異常による表皮剥離）や，病変部皮膚における各種炎症性ケモカイン及びサイトカインmRNAの発現を抑制した。
　(2) 本剤は乾癬患者の病変部皮膚におけるIL-17A，IL-17F，IL-17C，IL-12B及びIL-23A mRNAの発現，ケラチノサイトの増殖及び表皮肥厚並びに炎症性T細胞の集積を抑制した（海外データ）。
3. 関節炎に対する作用
　　抗マウスIL-17RA抗体は，マウス炎症性関節炎モデルに腹腔内投与することにより四肢の関節炎症状（発赤及び腫脹）と，それに伴う骨破壊や関節軟骨びらんを抑制した。

図1　トルツ®皮下注（イキセキズマブ）と
　　　ルミセフ®皮下注（ブロダルマブ）の「薬効薬理」の記載

〔日本イーライリリー株式会社：トルツ皮下注80mgオートインジェクター/シリンジ，添付文書／
協和発酵キリン株式会社：ルミセフ皮下注210mgシリンジ，添付文書より〕

区別をしているように（**表1**下線部），薬理作用と作用機序は似ているようで少し内容が異なります。作用機序は薬物の生体に対する直接作用点で起きる分子レベルでの現象で，その現象を起点に期待される生体への影響が薬理作用になります。したがって「○○という機序によって△△作用を示す」という書き方をよく見かけます。例えばアンジオテンシンⅡ受容体拮抗薬（ARB）については「アンジオテンシンⅡ受容体拮抗作用により降圧作用を示す」と記載することが可能です。また，「作用機序は不明であるが△△作用を示す」という場合もありえます。作用機序が知られている副作用もありますが，多くは機序不明で起こります。なお，いうまでもないことですが，薬の作用部位（主に標的となるタンパク質）を知ることと，標的タンパク質などが関与している流れ（アラキドン酸カスケードや抗体反応などのメカニズム）を知ることは，薬理作用を理解するための土台となります。新薬が承認されたら，新しい作用機序を学ぶ機会として積極的に学ぶとよいと思います。

　また，「薬効薬理」の項における薬理作用の表現についても企業の判断で記載されます（**表2**）。これは第3章で紹介した薬効分類名と同様に，添付文書に記載する際は企業の考えに基づき適切な表現を用いることができるとされており，したがって項目や内容もさまざまです。作用機序と薬理作用を特に区別せず示されることも多いです。抗菌薬（例：アミカシン硫酸塩）やステロイド（例：プレドニゾロン）など古くからある医薬品の添付文書や，オプジーボ®点滴静注（ニボルマブ）などの最近の新薬でも，上述のARBのように簡潔に記載されています。2013年の法改正によって，承認申請時の添付文書に関する資料の提出が申請企業に課せられるようになり，製薬企業は承認後から販売開始までの間に添付文書をPMDAへ届け出ることになっています。また，これまで繰り返し紹介してきたように，添付文書の記載要領も改正され[3]，各社順次，新しい記載方式に沿って添付文書の改訂が行われる予定です。そうした機会を利用して，製薬企業自ら積極的に「薬効薬理」を含め添付文書の記載の整備を検討してもよいと思います。

　なお，カンサイダス®点滴静注用（カスポファンギン酢酸塩）のように薬剤耐性（antimicrobial resistance；AMR）について「薬効薬理」の項に記載されている場合があります（通常は，感受性を確認する旨や，用法・用量に関連する使用上の注意が記載されているのみ）。AMR対策については，新たな抗菌

18 薬効薬理

表2 添付文書における薬理作用の表現例

薬効分類名	商品名（一般名）	薬理作用などの表記（作用機序以外の項目）
中枢神経用薬	トレリーフ（ゾニサミド）	レボドパ作用の増強効果，レボドパ作用の延長効果，実験的wearing-off現象の改善効果
末梢神経用薬	ブスコパン（ブチルスコポラミン）	鎮痙作用，消化管運動抑制作用，胃液分泌抑制作用，膀胱内圧上昇抑制作用
感覚器官用薬	アレジオン（エピナスチン）	抗ヒスタミン作用，メディエーター遊離抑制作用，実験的アレルギー性結膜炎モデルに対する効果
循環器官用薬	ニトロダーム（ニトログリセリン）	実験的に誘発した心電図上のST偏位に対する作用，アンジオテンシンⅡ誘発冠血管収縮に対する作用，血行動態に及ぼす影響，耐性発現試験
循環器官用薬	テノーミン（アテノロール）	交感神経β受容体遮断作用，心臓選択性（β1選択性），降圧作用，その他
呼吸器官用薬	スピリーバ（チオトロピウム）	気管支収縮抑制作用，作用持続時間
消化器官用薬	ガスター（ファモチジン）	胃酸およびペプシン分泌抑制作用，胃粘膜血流量に及ぼす影響　など
ホルモン剤	リュープリン（リュープロレリン）	性腺ホルモン濃度抑制作用
泌尿生殖器官および肛門用薬	ザルティア（タダラフィル）	PDE5阻害作用（*in vitro*）
外皮用薬	インテバン（インドメタシン）	鎮痛作用，抗炎症作用
代謝性医薬品	クレストール（ロスバスタチン）	血中コレステロール低下作用，動脈硬化進展抑制作用，トリグリセリド低下作用
腫瘍用薬	ティーエスワン（テガフール・ギメラシル・オテラシル）	抗腫瘍効果
アレルギー用薬	アレジオン（エピナスチン）	選択的H1受容体拮抗作用，ロイコトリエンC4（LTC4）およびPAF拮抗作用，ヒスタミンおよびSRS-A遊離抑制作用，実験的抗炎症作用
抗生物質製剤	ゲンタシン（ゲンタマイシン）	抗菌作用
化学療法剤	ハーボニー配合錠（レジパスビル・ソホスブビル）	*in vitro* 抗HCV活性，薬剤耐性
生物学的製剤	インターフェロンアルファ	腫瘍細胞増殖抑制作用，BRM作用，抗ウイルス作用
漢方製剤	当帰芍薬散	ホルモンに対する作用，排卵誘発作用，妊娠ラットに対する作用，更年期障害に対する作用，子宮に対する作用

専門領域の略語が特段の説明なく使用されることが多い。

薬の開発は減少傾向にあるなか国際社会において重要な課題となっており，2015年5月の世界保健総会ではAMRに関するグローバル・アクション・プランが採択されました。各国で対応を進めることになっており，日本でも2016年4月5日に「薬剤耐性（AMR）対策アクションプラン」が関係閣僚会議で決定され[4]，厚生労働省から「抗微生物薬適正使用の手引き」が示されました[5]。

薬理学の範囲の広さとこれからの発展

薬理学では，生体内外の物質と生体との相互の動きに着目します。個体や臓器レベルでしか生体の反応を理解できなかった時代から，科学技術の進歩によって，細胞や分子レベルでの生体内反応を考えることができるようになりました。それにあわせて遺伝薬理学やゲノム薬理学といった分野の研究が急速に発展しています。このように薬と生体との反応を考えるときの要因ごとに，薬理学そのものを細分化してとらえることが可能です。

米国では2003年に黒人を対象にした人種別医薬品を承認しました。2002年に日本で承認されたイレッサ®錠（ゲフィチニブ）は，東洋人に多い上皮成長因子受容体（epidermal growth factor receptor；EGFR）変異遺伝子保有者に限ることが市販後に示されました。その要因ごとに該当する患者への最適な薬物療法を考えることになれば，これはすなわち「個別化医療」に応用することができます。しかし，単に人種でひとくくりにしたり，特定の遺伝子多型のみを取り上げて薬効の予想をすることはできません[a]。同じ遺伝子をもっていても環境要因など他の要因によって異なる反応を示すという例外が必ずあります。国は個別化医療を推進するため，個別化医療のための医薬品開発を掲げていますが，標的分子の発現や遺伝子変異の有無，薬物代謝酵素の遺伝子多型などを検査するコンパニオン診断薬が必要です（p.177のコラム参照）。例えば，キイトルーダ®点滴静注（ペムブロリズマブ）の投与判断はリガンドの1%以上の発現が目安になっています。キイトルーダ®の使用可否判断に用いる検査薬が承認されていますが，新薬の発売にあわせてコンパニオン診断薬が必ず承認さ

---

a) 最近では，ある特定の疾患に対して，遺伝子レベルの違いに応じて複数の治療法を設定した新しい治験デザインも実施され始めています。

18 薬効薬理

表3 薬理学/臨床薬理学の細分化

時間薬理学（chronopharmacology）：時間生物学（chronobiology）のうち，生物の現象や生物リズムに与える薬の影響および生物的タイミングが薬理作用に与える影響
臨床薬理学（clinical pharmacology）
人種薬理学〔ethno（ethnic/race）pharmacology〕：人種の違いが薬効に与える影響*
老年薬理学（gerontopharmacology）：高齢者における薬理作用の変動
薬理遺伝学（pharmacogenetics）：遺伝的要因が薬効に与える影響
薬理ゲノム学（pharmacogenomics）：ゲノム（遺伝子を含む）が薬効に与える影響
性差薬理学（genderpharmacology）：性別の違いによる薬効の違い
心理薬理学（psychopharmacology）：薬が気分や思考，行動に与える影響
神経精神薬理学（neuropsychopharmacology）：薬が中枢神経系機能と行動に与える影響

＊：ethnopharmacologyを民族医/薬学（ethnomedicine：薬草などさまざまな民族が文化的に用いてきた民間療法に関する学問）の意味で用いている場合もあるので，英文資料を読む際に注意が必要。

〔鈴木伸二・著：医療の個別化に向けたファルマコビジランスの理論と実際.
薬事日報社，2012より〕

れるという保証はありません。患者にとって最適な医薬品を選択し使用することは，薬のもつ効果を最大限に患者が享受し，かつ副作用発現リスクを最小化することに役立ちますが，それでもなお，不測の事態に備えて投与後の経過観察を注意深く行う必要があります。

　薬物と生体に影響を与える可能性のある要因を踏まえた，今後の展開が予想される薬理学の領域を表3に示します[6]。添付文書では腎障害・肝障害のある患者や高齢者，妊産婦，小児など特定の患者集団に対しての注意喚起を確認することができます。薬物代謝酵素についても添付文書に記載されていますが，変異型によっては薬効に差が出ることが研究されており，相互作用や副作用のリスク管理としてファーマコゲノミクス（ゲノム薬理学）を活用する機会がますます重要になることが予想されます。

176

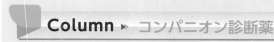

Column ▶ コンパニオン診断薬

　科学の進歩により，遺伝子やタンパクなど分子レベルの違いが疾病の原因や病態の変化に影響を及ぼしていることがわかってきました。21世紀に入ってからは特に，特定の細胞部位や生体内酵素を標的とした分子標的薬が数多く開発されています。2002年7月に承認されたイレッサ®錠（ゲフィチニブ）は，分子レベルでの解明が進みつつあった過渡期ともいえる時期に開発され，日本で多くの間質性肺炎の副作用症例（死亡を含む）が報告された後に，上皮成長因子受容体（EGFR）遺伝子変異のある場合に有効であることが研究で示されました。その結果，現在の添付文書では「効能・効果に関連する使用上の注意」に，「EGFR遺伝子変異検査を実施すること」と記載されています。

　このように，薬の効く・効かない，あるいは副作用が起きやすい・起きにくいがあらかじめわかるのであれば，より安全かつ有効な治療を患者に提供することができます。薬の作用機序に着目して，患者ごとに必要な薬物治療を選択することも個別化医療の一つです。治療を決定するための検査には，遺伝学的検査，タンパク質や代謝物質などの血液成分検査，尿検査，組織検査，画像検査（MRI等）などさまざまありますが，そのなかでも特定の薬の効果を予測する検査のために用いる検査薬を「コンパニオン診断薬」と呼んでいます。例えばキイトルーダ®点滴静注（ペムブロリズマブ）では，PD-L1の発現を確認する際に「承認された体外診断薬を用いること」と添付文書に記載されており，製品は特定していませんが，検査薬（PD-L1 IHC 22C3 pharmDx「ダコ」）の添付文書では「本品は，ペムブロリズマブ（遺伝子組み換え）の適応を判定するための補助として使用する」と記載しており，事実上この検査薬を用いることが想定されています。

　最近では，医薬品の開発段階で同時にコンパニオン診断方法（診断薬や機器）が検討される機会も増えており，将来的にはがん分野以外でもコンパニオン診断が行われる可能性があります。

19 その他の重要な情報
添付文書は最後まで目を通しましょう

　薬は化学，物理学，生物学，統計学など分野横断的な知識に基づいた情報とともに専門家が介在したうえで，患者さんに使用されるものです。テレビが映る原理を知らなくてもテレビを楽しむことができるように，患者さんは薬がどうやって作られて，どのように体内で働くかを知らなくても薬を服用・使用し，疾患や症状の改善を経験することができます。患者さんが知らなくて大丈夫であっても，医療で薬を扱う者にとって，薬物治療にあたって投与量や調整に必要な情報がいつでも簡単に入手できることは重要なことです。

　添付文書はそんな「薬」についての情報，使用上の注意などの根拠となった資料や薬剤管理に必要とされる情報，物理化学的な情報なども記載されています。また，薬は他の一般商材と異なり，そのモノに価値があるだけでなく，薬のもつ特性に関する情報に価値があります。添付文書のうち，医師，薬剤師がよく使用するのは使用方法であり，使用上の注意事項です。添付文書の最後のほうに記載されている情報まで目を通す機会は少ないと思いますが，一度手にとって見てみることをお勧めします。

有効成分に関する理化学的知見

　添付文書の記載要領[1]では，有効成分について「一般的名称，化学名，分子式，化学構造式，核物理学的特性（放射性物質に限る）等必要に応じて記載」するよう求めているだけですが（表1），実際には添付文書との関係以外に別途取り決められている事項や，日本薬局方などの公定書で示された内容を踏まえて，各製薬企業の間である程度統一的な記載方法になっています。例えば第3章でも述べたように，一般的名称（一般名）はJAN（Japanese Accepted Names for Pharmaceuticals）を用いますが，英語表記にはWHOが管理している国際的な表記のINN（International Nonproprietary Name）もあり，JANの英語表記と異なる場合があります。その場合INNを優先し，企業によってはJANとともにINNを併記する場合もあります。日常の業務では意識することがないと思

表1　添付文書の記載要領

15．有効成分に関する理化学的知見
　一般的名称，化学名，分子式，化学構造式，核物理学的特性（放射性物質に限る。）等必要に応じて記載すること。

16．取扱い上の注意
　日本薬局方に収められている医薬品，法定の基準が定められている医薬品又は承認を受けた医薬品であって，それぞれ日本薬局方，基準又は承認の中で取扱い上の注意事項が定められているものにあっては，少なくともそれぞれの当該注意事項を記載すること。その他の医薬品にあっては，取扱い上の注意事項があればそれを記載すること。

17．承認条件
　承認に当たって試験の実施等の条件を付された場合には，その内容を記載すること。

18．包装

19．主要文献及び文献請求先
　文献請求先にあっては，その氏名又は名称及び住所を記載すること。

20．製造業者又は輸入販売業者の氏名又は名称及び住所

〔厚生省「医療用医薬品添付文書の記載要領について」（平成9年4月25日薬発第606号）より〕

いますが，国際的な場で発表する場合などにはINNを用います。有効成分が日本薬局方に収載されている場合は一般名の表記とともに「日局」などと明記し，略号が医療現場で頻繁に使用される場合はあわせて記載します（図1）。

　理化学的知見のうち医薬品の親水性・疎水性については，吸収率や生物学的利用能，薬物受容体との相互作用に関係するものであり，分配係数（図2）を示すことが望ましいとされています。また，同様にpH分配係数とあわせて製剤の溶出率（図3）を示すこともあります。最近のモノクローナル抗体製剤では，産生する細胞の種類や分子量などの抗体分子（糖タンパク）の簡単な説明が記載されています（図4）。その他，物質の情報として，分子式，分子量，融点，性状などの理化学的情報が記載されます。決められた事項以外にどういった情報をどの程度詳しく本項目に記載するかは，図1〜4のように企業の考え方や製品特性によって違いがみられます。なお，ワクチンや血液製剤では本項目は省略されます。

取扱い上の注意

　本項目は，特に必要がない場合は省略されていることも多いのですが，第2章

19 その他の重要な情報

で紹介した添付文書の冒頭に記載しきれない場合に，「取扱い上の注意参照」と
記載したうえで詳細を情報提供する場合があります。貯法に関して記載されて
いる場合が多いですが，性状，記録の保存，用時調整などの安全な取り扱いに

【有効成分に関する理化学的知見】
<u>一般的名称</u>：バンコマイシン塩酸塩（JAN）［日局］
　　　　　　　Vancomycin Hydrochloride
略号：VCM
化学名：(1S,2R,18R,19R,22S,25R,28R,40S)-50-[3-Amino-2,3,6-trideoxy-3-C-methyl-α-
　　　　L-lyxo-hexopyranosyl-(1→2)-β-D-glucopyranosyloxy]-22-carbamoylmethyl-
　　　　5,15-dichloro-2,18,32,35,37-pentahydroxy-19-[(2R)-4-methyl-2-(methylamino)
　　　　pentanoylamino]-20,23,26,42,44-pentaoxo-7,13-dioxa-21,24,27,41,43-
　　　　pentaazaoctacyclo[26.14.2.2^{3,6}.2^{14,17}.1^{8,12}.1^{29,33}.0^{10,25}.0^{34,39}]pentaconta-3,5,8,10,12
　　　　(50),14,16,29,31,33(49),34,36,38,45,47-pentadecaene-40-carboxylic acid
　　　　monohydrochloride
分子式：$C_{66}H_{75}Cl_2N_9O_{24} \cdot HCl$
分子量：1485.71
化学構造式：

性状：白色の粉末である。
　　　水に溶けやすく，ホルムアミドにやや溶けやすく，メタノールに溶けにくく，
　　　エタノール（95）に極めて溶けにくく，アセトニトリルにほとんど溶けない。
　　　吸湿性である。
融点：明確な融点を示さない。
　　　（120℃以上で徐々に着色し分解する。）

**図1　塩酸バンコマイシン散（バンコマイシン塩酸塩）の「有効成分に関する理化学
　　　　的知見」の記載**

〔塩野義製薬株式会社：塩酸バンコマイシン散0.5mg，添付文書より〕

180

関する注意事項も記載されます（表2）。ワクチンなどの接種時の注意として「本剤の溶解は接種直前に行うこと。なお，本剤は保存剤を含有していないので，溶解後は直ちに使用し，残液を保存して再使用することは厳に避けること」と

【有効成分に関する理化学的知見】
性状：本品は白色の結晶性の粉末である。
本品はメタノールに極めて溶けやすく，エタノール（99.5）にやや溶けやすく，水に溶けにくい。
本品のメタノール溶液（3→100）は旋光性を示さない。
本品は結晶多形が認められる。
分配係数：2.0（pH7，水－オクタノール系）

図2　アレグラ®（フェキソフェナジン塩酸塩）の「分配係数」の記載

〔サノフィ株式会社：アレグラ錠，添付文書より〕

【有効成分に関する理化学的知見】
性状：白色の粉末である。酢酸（100），ジメチルスルホキシドに溶けやすく，ピリジンにやや溶けやすく，テトラヒドロフランにやや溶けにくく，メタノール，エタノール（99.5），酢酸エチル，2-プロパノール，アセトニトリルに溶けにくく，水にほとんど溶けない。ゲフィチニブの溶解度はpHに依存する。低pH域ではやや溶けにくく，pH4〜6の間で溶解度は大きく低下し，pH6以上においてはほとんど溶けない。
製剤（イレッサ錠250）の各pHにおける溶出率は上記のゲフィチニブの溶解度に関する知見と一致しており，pH5.0以下では15分以内に85％以上の溶出がみられたが，pHが増加するにつれて溶出率が次第に低下した。

表　イレッサ錠250の溶出率（%）

試験液	15分	30分	45分
pH1.2	101	102	－
pH3.0	90	96	－
pH4.0	89	94	96
pH5.0	87	96	96
pH6.8	<10	<10	<10
水	<10	<10	<10

図3　イレッサ®錠（ゲフィチニブ）の「溶出率」の記載

〔アストラゼネカ株式会社：イレッサ錠250，添付文書より〕

19 その他の重要な情報

【有効成分に関する理化学的知見】
一般名：イキセキズマブ（遺伝子組換え）（JAN）
　　　　Ixekizumab（Genetical Recombination）
本質：イキセキズマブは，遺伝子組換えヒト化モノクローナル抗体であり，マウス抗ヒトインターロイキン-17抗体の相補鎖決定部，並びにヒトIgG4のフレームワーク部及び定常部からなり，H鎖の227番目のSer残基がProに置換され，C末端のLysは除去されている。イキセキズマブは，チャイニーズハムスター卵巣細胞により産生される。イキセキズマブは，445個のアミノ酸残基からなるH鎖（γ4鎖）2本及び219個のアミノ酸残基からなるL鎖（κ鎖）2本で構成される糖タンパク質（分子量：約149,000）である。

図4　生物学的製剤の「有効成分に関する理化学的知見」の記載

〔日本イーライリリー株式会社：トルツ皮下注80mgオートインジェクター/シリンジ，
添付文書より〕

表2　「取扱い上の注意」の記載例

・光曝露を避けるため，本剤は外箱に入れて保存すること。また，外箱開封後も光を遮り保存すること。〔アクテムラ®皮下注（トシリズマブ）〕
・本品は，「ワンポイントカットアンプル」を使用しているので，アンプル枝部のマークを上にして，反対方向に折りとること。〔コートロシン®注射用（テトラコサクチド酢酸塩）〕
・本剤の錠剤表面に斑点が認められることがありますが，これは使用色素によるものであり，品質に影響はありません。〔ナウゼリン®OD錠（ドンペリドン）〕
・記録の保存：本剤は特定生物由来製品に該当することから，本剤を投与した場合は，医薬品の名称（販売名），製造番号，投与日，投与を受けた患者の氏名，住所等を記録し，少なくとも20年間保存すること。〔献血ノンスロン®注射用（乾燥濃縮人アンチトロンビンⅢ）〕

〔中外製薬株式会社：アクテムラ皮下注，添付文書／
第一三共株式会社：コートロシン注射用，添付文書／
協和発酵キリン株式会社：ナウゼリンOD錠，添付文書／
日本製薬株式会社：献血ノンスロン注射用，添付文書より〕

いう記載や，特に特定生物由来製品については記録の保存期間が20年であることについて，表2の下線部のように記載されています。

　後発医薬品については，得られている安定性試験データの概要を記載します[2]（表3）。加速試験データにより承認を受けた製剤は，市販後に長期保存試験により安定性が確認された後は，長期保存試験のデータに書き換えます。貯法の設定根拠となった試験データや，用時溶解の製剤で溶解後の安定性試験デー

表3　後発医薬品における「取扱い上の注意」の記載例

- 本品につき加速試験（40℃，相対湿度75％，6カ月）を行った結果，アテノロール錠25mg「日医工」及びアテノロール錠50mg「日医工」は通常の市場流通下において3年間安定であることが推測された。〔アテノロール〕
- アルベカシン硫酸塩注射液75mg「ケミファ」の最終包装製品を用いた加速試験（40℃，相対湿度75％，6カ月）及びアルベカシン硫酸塩注射液100mg「ケミファ」の最終包装製品を用いた長期保存試験（6.4～32.5℃，相対湿度38.4～93.6％，36カ月）の結果，アルベカシン硫酸塩注射液75mg「ケミファ」及びアルベカシン硫酸塩注射液100mg「ケミファ」は通常の市場流通下において3年間安定であることが推測された。〔アルベカシン硫酸塩〕
- 溶解後の安定性：コカール小児用ドライシロップ20％ 0.5gを水5mLに混合し，無色ガラス瓶に入れて，密栓し，25℃で3日間保存したとき，性状，pH，定量値に経時変化は認められず安定であった。〔コカール®小児用ドライシロップ（アセトアミノフェン）〕

〔日医工株式会社：アテノロール錠「日医工」，添付文書／日本ケミファ株式会社：アルベカシン硫酸塩注射液「ケミファ」，添付文書／株式会社三和化学研究所：コカール小児用ドライシロップ，添付文書より〕

があれば，それらをあわせて記載することもあります。

承認条件

　承認条件は，その製剤が医薬品として承認される際に国から要求される付帯事項で，主に承認までに十分な情報が得られていない安全性情報について，通常の安全性監視業務に加えて市販後に実施するべき調査や安全対策措置を指示するものです。厚生労働大臣から申請者に交付される製造販売承認書に「承認条件」として記載されている全文を，原則記載します。

　承認条件は製剤の特性に応じて記載内容もさまざまです。例えば，塩酸バンコマイシン点滴静注用0.5g（バンコマイシン塩酸塩）が2014年5月に適応追加された際の審査報告書に記載されている承認条件は，感受性調査や情報提供についての指示であり，これはそのまま添付文書に記載されています（図5）。

　その他，使用成績調査や市販後臨床試験の実施，医薬品リスク管理計画（RMP）（RMPについては第10章本文やp.147のコラムを参照）の作成が指示されている場合もあります。RMPが施行された2013年以降は，RMPに市販直後調査を含めるよう審査段階で指示されたかどうかを審査報告書で確認できます。

19 その他の重要な情報

> **【承認条件】**
> 使用施設を把握すると共に施設の抽出率，施設数を考慮して以下の対策を講ずること。
> 1. 適切な市販後調査（感受性調査を含む）を継続し，情報を収集すること。
> 2. 収集した情報を解析し，適正な使用を確保するため医療機関に対し必要な情報提供を継続すること。
> 3. 安全性定期報告に準じた報告書を年1回厚生労働省に提出を継続すること。

図5　塩酸バンコマイシン点滴静注用（バンコマイシン塩酸塩）の「承認条件」の記載

〔医薬品医療機器総合機構：塩酸バンコマイシン点滴静注用0.5g，審査報告書／
塩野義製薬株式会社：塩酸バンコマイシン点滴静注用0.5g，添付文書より〕

それ以前はGVP省令の規定に基づき市販直後調査が承認条件として指示されたことが審査報告書に示されていました。第10章でも述べたように，RMPの作成については添付文書の承認条件の項に記載されていますが，RMPの一部である市販直後調査の実施の有無については添付文書に記載しなくてもよいことになっています[3]。調査期間中かどうかを知るにはPMDAの「市販直後調査に関する情報」[4] などで最新の情報を確認するのが最適です。

　近年承認されたいくつかの抗がん薬などの承認条件の例を表4にまとめました。タルセバ®（エルロチニブ塩酸塩）のように，医師や薬剤師に関する要件が承認条件になっている場合があります。

包　装

　剤形に応じて書き方は変わってきます（表5）。なお，第3章で紹介したとおり，現在では医療安全の観点から包装単位ごとにバーコードを表示することになっています。

主要文献及び文献請求先

　添付文書の記載の根拠となる文献や社内資料の一覧を記載します。対象となる文献・資料は，臨床成績の資料を優先して記載します（表6）。文献を検索する際に必要となる一般的な項目〔著者名，雑誌名（略名），巻（号），最初の

表4 抗がん薬などの「承認条件」の記載例

- 国内での治験症例が極めて限られており，また，治験において感染症，出血，肝機能障害等の重篤な副作用の発生が認められていることから，市販後，一定数の症例に係るデータが集積されるまでの間は，全症例を登録した使用成績調査を実施することにより，本剤使用患者の背景情報を把握するとともに，安全性及び有効性に関するデータを収集し，本剤の適正使用に必要な措置を講じること。

マイロターグ®点滴静注用（ゲムツズマブオゾガマイシン）

- 本適応（慢性骨髄性白血病，KIT（CD117）陽性消化管間質腫瘍）に対する本剤の国内における臨床的有効性及び安全性の更なる明確化を目的として，国内で適切な市販後臨床試験を行い，その結果を含めた市販後調査結果を報告すること。

グリベック®錠（イマチニブメシル酸塩）

- 医薬品リスク管理計画を策定の上，適切に実施すること。

アイリーア®硝子体内注射液（アフリベルセプト）など

- 治癒切除不能な膵癌：本剤の投与が，膵癌の診断，化学療法に精通し，本剤のリスク等についても十分に管理できる医師・医療機関・管理薬剤師のいる薬局のもとでのみ行われるよう，製造販売にあたって必要な措置を講じること。

タルセバ®錠（エルロチニブ塩酸塩）

- 国内での治験症例が極めて限られていることから，製造販売後，一定数の症例に係るデータが集積されるまでの間は，全症例を対象に使用成績調査を実施することにより，本剤使用患者の背景情報を把握するとともに，本剤の安全性及び有効性に関するデータを早期に収集し，本剤の適正使用に必要な措置を講じること。

アイクルシグ®錠（ポナチニブ塩酸塩）

〔ファイザー株式会社：マイロターグ点滴静注用5mg，添付文書／
ノバルティス ファーマ株式会社：グリベック錠100mg，添付文書／
バイエル薬品株式会社：アイリーア硝子体内注射液40mg/mL，添付文書／
中外製薬株式会社：タルセバ錠，添付文書／
大塚製薬株式会社：アイクルシグ錠15mg，添付文書より〕

表5 「包装」の記載例

【錠剤】100錠［10錠（PTP）×10］，140錠［14錠（PTP）×10］，500錠［10錠（PTP）×50］，500錠（バラ）〔アプルウェイ®錠（トホグリフロジン）〕
【テープ剤】70枚（7枚×10袋）〔ロコア®テープ〕
【注射剤】0.5g：10瓶（10mL容量瓶）〔塩酸バンコマイシン点滴静注用〕

〔サノフィ株式会社：アプルウェイ錠20mg，添付文書／
大正製薬株式会社：ロコアテープ，添付文書／
塩野義製薬株式会社：塩酸バンコマイシン点滴静注用0.5g，添付文書より〕

頁－最後の頁，発行年〕が記載されます。また，添付文書には「主要文献に記載の社内資料につきましても下記にご請求ください」と記載されていますので，社内文献がある場合はそれも含めて文献請求先に問い合わせることができるようになっています。

表6 「主要文献及び文献請求先」の記載要領

> **14 「主要文献及び文献請求先」について**
> (1) 各項目の記載の裏付けとなるデータの中で主要なものについては主要文献として本項目に記載すること。なお，臨床成績の記載（比較試験成績，副作用等）の裏付けとなる文献は優先的に記載することが望ましい。
> (2) 主要文献として記載した文献の内容を引用している該当部分については，使用者が当該文献を検索できるように引用番号を付すこと。

〔厚生省「医療用医薬品添付文書の記載要領について」
（平成9年4月25日薬安発第59号）より〕

投薬期間制限医薬品に関する情報

　診療報酬改定の際，つまり2年ごとに "「『療担規則及び薬担規則並びに療担基準に基づき厚生労働大臣が定める掲示事項等』及び『保険外併用療養費に係る厚生労働大臣が定める医薬品等』の実施上の留意事項について」の一部改正について" が更新されます。現在の最新の通知は保医発0304第12号（平成30年3月5日）になります。このうち「第10 厚生労働大臣が定める注射薬等（掲示事項等告示第10関係）」に，投薬期間に上限が設けられている医薬品について考え方の原則が示されています。この通知で示されているように，麻薬および向精神薬を除いて投与期間の制限は原則ありません。

　しかし新医薬品については，実地医療の場で初めて使用されることから，処方医による一定の診察頻度を確保し患者の観察を十分に行う必要があるという患者の安全確保の考えのもとに，14日分を処方限度としており，添付文書にもその旨を記載します（表7）。投与期間の都合などで14日制限が適切でない場合は，必要に応じて個別に中央社会保険医療協議会（中医協）で確認することになっています。

製造販売業者の氏名または名称および住所

　製造販売業者の氏名または名称のほか，販売や提携会社の氏名または名称を併記してもよいことになっています。ただし，販売提携会社などがその医薬品

表7　投薬期間制限医薬品に関する記載例

> ・本剤は新医薬品であるため，厚生労働省告示第97号（平成20年3月19日付，平成18年厚生労働省告示第107号一部改正）に基づき，平成○○年○月末日までは，投薬（あるいは投与）は1回14日分を限度とされています。

の製造販売承認取得者であるかのような誤解を招くおそれのある表記はすべきでないとされています。「販売元」，「発売元」などの「○○元」という記載は製造販売を連想させるものであり，これらを製造販売業者以外の氏名または名称に付することは誤解を招くおそれがあることから，現在では原則として記載しないこととされていますが[5]，2005年4月の改正薬事法（薬機法）施行以前の添付文書のまま残っている場合もあります。これらも添付文書の新記載要領への移行期間（2019年4月施行～2024年3月末まで）の間にあわせて修正されることが望まれます。

保険給付上の注意

　保険給付上の注意がある場合は記載することになっています。承認された段階ではこの記載は想定できませんので，中医協での議論を待つことになります。例えばボンビバ®錠（イバンドロン酸ナトリウム）の添付文書では，「本剤は新医薬品であり，1ヵ月に1回1錠服用する製剤であるため，厚生労働省通知『保医発0419第1号』（平成28年4月19日付）に基づき，平成29年4月末日までは1回1錠の処方を限度とされています」との記載があります。これは中医協で薬価収載が認められた後に通知された「薬価基準の改正に伴う留意事項」の内容に基づきます[6]。

　同通知に記載されているレパーサ®皮下注（エボロクマブ）については，逆に添付文書で注意喚起されていた検査値の確認や食事療法等の実施状況の確認など，投薬の判断にあたり医師が行うべき事項が通知に明示されています。

　2017年9月に承認されたジーンプラバ®点滴静注（ベズロトクスマブ）も，同年11月22日に薬価基準に収載された時点で留意事項が通知され，図6のように添付文書に「保険適用（給付上）の注意」として記載されています。

19 その他の重要な情報

【保険給付上の注意】
本製剤の使用に当たっては，重症化又は再発のリスクが高いクロストリジウム・ディフィシル感染症を対象とすること。本製剤の使用に当たっては，次のアからオまでのうち該当するものを診療報酬明細書の摘要欄に記載し，オを選択する場合には，重症化又は再発のリスクが高いと判断した理由を記載すること。なお，65歳以上であること，又は過去2回以下の既往歴があることのみでは重症化又は再発のリスクが高いとは認められない。
  ア　免疫不全状態
  イ　重症のクロストリジウム・ディフィシル感染症
  ウ　強毒株（リボタイプ027，078又は244）への感染
  エ　過去3回以上の既往歴
  オ　その他の理由により重症化又は再発のリスクが高いと判断できる場合

図6　ジーンプラバ®点滴静注（ベズロトクスマブ）の「保険給付上の注意」の記載
〔MSD株式会社：ジーンプラバ点滴静注625mg，添付文書より〕

Column ▶ 薬事と保険の留意事項

　薬事承認の段階で特に使用について注意が必要と判断された医薬品については，厚生労働省から「使用にあたっての留意事項」として個別医薬品ごとに通知が出されます〔例：オシメルチニブメシル酸塩製剤の使用に当たっての留意事項について（平成28年3月28日薬生審査発0328第9号）〕。

　承認された新医薬品は，2月（薬価改定年度は翌4月），5月，8月，11月の年4回を目安として保険収載され，厚生労働省保険局から「使用薬剤の薬価（薬価基準）の一部改正等について」が通知されます。本章の「保険給付上の注意」で紹介したように，医薬品の特性や使用される状況に応じて，処方された医薬品が算定される際のルールが示される場合があります。本文で紹介したレパーサ®皮下注については，中医協での指摘を踏まえて，いままでにないような厳しい算定要件が示されました。なお，薬事での使用上の留意事項が示されても保険上の留意事項に反映されるとは限りませんが，「最適使用推進ガイドライン」[7]が作成される医薬品については，その内容を踏まえて「薬価基準の改正に伴う留意事項」として示すべき内容を中医協で確認することになっています。

Column ▶ 医療保険が適用される医薬品（薬価基準）

　添付文書にある「保険給付上の留意点」とは，もちろん民間のがん保険や自動車保険ではなく，公的な医療保険のことを指しています。図7に示すように，公的医療保険では，私たちは収入の一定割合を保険者に支払い，患者として医療を受ける際はそのつど，その人の保険の状況によって1～3割を負担します。こうして私たち一人ひとりが支払うお金がどのように医療で使われるかを決める場が中央社会保険医療協議会（中医協）です。診療報酬（歯科診療報酬および調剤報酬を含む）は，保険医療機関および保険薬局が保険医療サービスに対する対価として保険者から受け取る報酬で，審査支払機関を通じて医療機関などに支払われます。なお，どのような場合に支払うのか，または支払わないのかを具体的に留意事項通知などで示す場合があり，これを「算定要件」と呼んでいます。

　診療報酬は，診察や検査，手術，調剤など技術やサービスに対する点数（1点10円で計算）と，医薬品や医療材料といった物の価格とに分けられます。国はこの保険診療に用いられる医療用医薬品の価格を「使用薬剤の薬価（薬価基準）」として官報に告示しており，業界紙などでは「薬価基準に収載される」と表現されています。現在，薬価基準収載品目は約1万6千程度あり，厚生労働省のWebサイトで一覧を公開しています[8]。

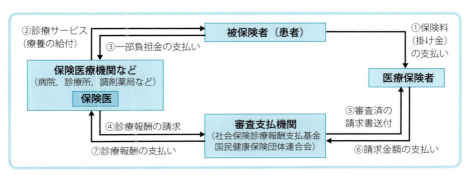

図7　保険診療の概念図

〔厚生労働省：診療報酬制度について
（http://www.mhlw.go.jp/bunya/iryouhoken/iryouhoken01/dl/01b.pdf）より〕

20 新しい添付文書の特徴
現在の記載からこう変わる

　現在使用されている添付文書は1997年（平成9年）の通知[1]-[3]に基づき，行政（厚生労働省およびPMDA）の指導を受けながら，さらに製薬業界の自主基準[4]も参照されつつ，各製薬企業の責任において作成されています。近年では添付文書に記載する情報量が増加し8ページ以上にも及ぶ場合もあり，また既存のルールでは使い勝手が悪かった点もあったと思います。

　長らく医療現場で定着していた添付文書の作成ルールですが，20年の節目の2017年，ついに記載要領が改正されることになりました[5],[6]。この改正は，単に添付文書を作成する製薬企業だけでなく，添付文書情報を電子的に提供するためのPMDAのシステムにも影響を与え，何よりも利用する医師・薬剤師などにとって使いやすく改善されていることが求められるため，2008〜2013年にかけて厚生労働科学研究[7],[8]を行うなど，時間をかけて慎重な検討がなされたといえます。

　図1に現行の記載要領と改正後の項目の比較を示します[9]。改正記載要領が実際に運用開始されるのは2019年4月1日からです。その後しばらく新旧が混在しますが，既存の医薬品も含めすべての医療用医薬品について，2024年3月末までに，改正記載要領に準拠した添付文書に改訂することになっています。また，今後示されるQ＆Aなどによって，より細部での違いが明らかになると思います。

「原則禁忌」の廃止

　「原則禁忌」は，「禁忌」でもなく「慎重投与」でもない，従来からわかりにくい項目といわれ，プロポフォールによる小児死亡の事例でもその記載の判断の難しさが浮き彫りになりました（プロポフォールの事例については第4章参照）。このたびの記載要領改正では「原則禁忌」を廃止し，今後は「禁忌」，または新設された項目「特定の背景を有する患者に関する注意」（後述）の下の「合併症・既往歴等のある患者」などに記載することになります。なお，内容

現行	改正後
警告	1. 警告
禁忌	2. 禁忌
原則禁忌	3. 組成・性状
組成・性状	4. 効能又は効果
効能又は効果 ・効能又は効果に関連する使用上の注意	5. 効能又は効果に関連する注意
	6. 用法及び用量
用法及び用量 ・用法及び用量に関連する使用上の注意	7. 用法及び用量に関連する注意
慎重投与	8. 重要な基本的注意
	9. 特定の背景を有する患者に関する注意
重要な基本的注意	9.1 合併症・既往歴等のある患者
相互作用	9.1.1 ●●の患者
副作用	9.1.2 ▲▲の患者
高齢者への投与	9.2 腎機能障害患者
妊婦，産婦，授乳婦等への投与	9.3 肝機能障害患者
	9.4 生殖能を有する者
	9.5 妊婦
	9.6 授乳婦
小児等への投与	9.7 小児等
	9.8 高齢者
	10. 相互作用
	11. 副作用
臨床検査結果に及ぼす影響	12. 臨床検査結果に及ぼす影響
過量投与	13. 過量投与
適用上の注意	14. 適用上の注意
その他の注意	15. その他の注意

投与の適否を判断するうえで特に必要な患者選択や治療選択に関する注意事項を記載

特定の条件下での用法及び用量，用法及び用量を調節するうえで特に必要な注意事項を記載

臨床使用が想定される場合であって，投与に際して他の患者と比べて特に注意が必要である場合や適正使用に関する情報がある場合に記載

注：矢印は旧記載要領に基づく添付文書から改正記載要領に基づく添付文書への移行先を示しているが，これ以外の項への移行や，削除する例もありうる。

図1　旧記載要領と改正記載要領での添付文書の項目比較

〔厚生労働省：医薬品・医療機器等安全性情報344号（2017年6月）より〕

によっては「効能又は効果に関連する注意」，「用法及び用量に関連する注意」，「相互作用」などに記載する場合もあります。

「特定の背景を有する患者に関する注意」の新設と「高齢者への投与」などの廃止

　禁忌を除く特定の患者集団への投与に関する注意は，新設された項目「特定の背景を有する患者に関する注意」に集約することになりました。これに伴い，「高齢者への投与」，「妊婦，産婦，授乳婦等への投与」，「小児等への投与」が廃止され，これらの項に記載していた内容は「特定の背景を有する患者に関する注意」の下の適切な項（「生殖能を有する者」，「妊婦」，「授乳婦」，「小児等」，「高齢者」の項）に記載することになります。

　また「慎重投与」も廃止となり，これまで「慎重投与」に記載されていた合併症・既往歴などのある患者や腎機能・肝機能障害患者に関する情報も同様に「特定の背景を有する患者に関する注意」の下に項目が作成され，記載されます。

項目番号の設定

　「警告」以降のすべての項目に，項目番号（固定の通し番号）を「1.1」などの形で付与します。その項目に該当する記載事項がない場合は欠番（項目番号と項目名を省略）として，次の番号を繰り上げるのではなく，通知で示された固定の項目番号と項目名を記載します。関連する項目がある場合は，相互に参照先として項目番号を記載します。

その他

1.「副作用」の「概要」の記載の廃止

　「副作用」の前段に記載されている「概要」は，治験や使用成績調査から得られた知見を含むなど「臨床成績」の項の記載と重複することが多く，廃止されることになりました。一方で，「臨床成績」には治験等で得られた副作用に関する情報が提供される必要があります。

2.「使用期限」の廃止と「有効期間」の記載

　使用期限は容器包装に記載されています（薬機法第50条）。添付文書では承認時に確認されている貯法によって適切に保管された場合の「有効期間」を記載することとなりました。長期安定性試験の結果が市販後に得られた場合に改訂されることもあります。なお現在でも，製造年月日に有効期間を加算して使用期限（有効期限）が計算されています。

3.　ワクチンの添付文書の記載要領について

　1999年の通知「ワクチン類等の添付文書の記載要領について」[10] および「ワクチン類等の接種（使用）上の注意記載要領について」[11] も改正する旨が2017年12月に通知されました[12]（2019年4月施行予定）。記載される用語は原則として予防接種法とその関係法令に準ずるものとし，医療用医薬品の記載要領から以下のように読み替えて記載します。

・禁忌→接種不適当者
・合併症・既往歴等のある患者→接種要注意者
・投与→接種
・副作用→副反応
・患者→接種を受ける者（または，者）

　また，ワクチンの添付文書では「薬物動態」と「有効成分に関する理化学的知見」は記載されないことになります。

4.　後発医薬品の添付文書の記載要領について

　改正記載要領でまだ示されていなかった後発医薬品特有の事項（含量違いの場合の溶出性による生物学的同等性の記載箇所，日本薬局方収載等製品における溶出性適合の記載箇所など）や，後発医薬品使用促進の観点から，先発医薬品にある臨床成績の情報の活用を認めることなど，見直しが通知されました[13]。

おわりに——添付文書のあり方

　添付文書が利用しにくい理由として，医師を対象としたアンケートでは「見たい箇所を見つけるのが大変」，「情報量が多すぎる」があげられており[14]，長文で書かれていたり項目が多すぎたりすると，かえって理解を損ねる可能性があります。2001年に厚生労働省「医薬品情報提供のあり方に関する懇談会」でまとめられた意見のなかには，「情報量が増加してきた医薬品情報を階層化し，添付文書を短い時間で読みやすく理解しやすいようにするべき」という提案もありました[15]。

　添付文書の項目の構成は日米欧とも似ており完成度が高いと考えられ，このたびの記載要領改正においても，項目の並べ替えはあっても記載すべき内容に大幅な変更があったわけではありません。また，医薬品の使用方法は新たな知見や患者の病態および遺伝子多型などの個人差に応じて変化し，添付文書でもあいまいな書き方にならざるをえない部分は残ります。しかもその背景となる情報を詳細に書こうとすれば，前述のとおり情報量が多すぎて，知りたい箇所を探すのが大変になってしまいます。

　しかし，見せ方やレイアウトは企業努力で工夫できることもあるのではないでしょうか。例えば，添付文書やインタビューフォームをPDFなどで電子的に提供する際には目次機能や文書内外リンクを設けることや，第4章で紹介した医療法施行規則改正に医療機関が対応できるよう，添付文書に書き切れない禁忌などの使用上の注意の背景情報をインタビューフォームで紹介することなどが考えられます。

　近年，抗体医薬品をはじめとした画期的な新規作用機序をもつ医薬品の開発や，代謝酵素やトランスポーターの違い，コンパニオン診断薬による分子標的薬の使い分けなど，医薬品そのものも使い方も様変わりしてきました。開発で注目を集めている抗体薬物複合体やペプチド医薬品，細胞治療薬についても，その特徴に応じた添付文書の記載の工夫も今後考えられるかもしれません。ただ，法的根拠のある，いわば身分証明書のような資材であることなど添付文書の本質的な部分が変わるとは考えにくく，本書が多少なりとも添付文書の特徴の理解を深める助けになれば幸いです。

Column ▶ PMDAメディナビ

　PMDAでは主に医師・薬剤師に向け，医薬品等の安全対策に活用してもらうための情報配信サービス「PMDAメディナビ」を提供しています。医薬品や医療機器の安全性に関して，厚生労働省の通知（緊急安全性情報，使用上の注意の改訂情報，回収情報など）が発出されるなどした場合に，電子メールで情報を配信するサービスです（図2）。

　2016年の医療法施行規則改正[16]では，病院の管理者が講ずべき医療安全の確保のため，医薬品等に関する安全管理体制を確保する措置として，医薬品安全管理責任者と医療機器安全管理責任者を設置するよう示されています。PMDAメディナビは，医薬品安全管理責任者や医療機器安全管理責任者の職務についている方はもちろん，医薬品や医療機器の安全使用のために必要となる情報を収集するためには必携のツールです。

・PMDAメディナビ（正式名称：医薬品医療機器情報配信サービス）
　http://www.pmda.go.jp/safety/info-services/medi-navi/0007.html

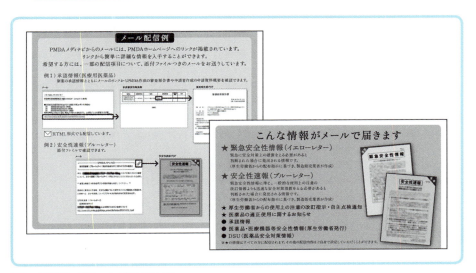

図2　PMDAメディナビについて
〔医薬品医療機器総合機構：PMDAメディナビ 医師向けリーフレットより〕

本書の引用文献

第1章

1) 保険医療機関及び保険医療養担当規則（昭和32年4月30日厚生省令第15号，最終改正：平成28年3月4日厚生労働省令第27号）
2) 療担規則及び薬担規則並びに療担基準に基づき厚生労働大臣が定める掲示事項等（平成18年3月6日厚生労働省告示第107号，最終改正：平成29年8月31日厚生労働省告示第468号）

第2章

1) 厚生省「医療用医薬品添付文書の記載要領について」（平成9年4月25日薬発第606号）
2) 厚生労働省：薬事・食品衛生審議会 医薬品再評価部会 議事録（2016年3月17日）（http://www.mhlw.go.jp/stf/shingi2/0000134530.html）
3) 厚生労働省「医療用医薬品の添付文書等の記載要領について」（平成29年6月8日薬生発0608第1号）
4) 厚生労働省「医療用医薬品の添付文書等の記載要領の留意事項について」（平成29年6月8日薬生安発0608第1号）
5) 医薬品医療機器総合機構：ソバルディ錠400mg，審査報告書（2015年2月）
6) 厚生省「医療用医薬品添付文書の記載要領について」（平成9年4月25日薬安第59号）
7) 武田薬品工業株式会社：消炎酵素製剤「ダーゼン®」の自主回収について（2011年2月21日）

第3章

1) 厚生労働省：ピレスパ錠200mg（申請時名称：グラスピア），審議結果報告書（2008年9月）
2) 厚生労働省「医薬品の一般的名称の取扱いについて」（平成18年3月31日薬食発第0331001号）
3) 厚生省「医療事故を防止するための医薬品の表示事項及び販売名の取扱いについて」（平成12年9月19日医薬発第935号）
4) 厚生省「商標権抵触等により医薬品の販売名のみを変更するものの取扱いについて」（平成4年2月14日薬審第37号）
5) 厚生労働省「医療用医薬品への新バーコード表示に伴うJAN/ITFコード表示の終了及び新バーコードの活用について（周知徹底及び注意喚起依頼）」（平成27年3月31日医政経発0331第2号・薬食安発0331第6号）
6) 厚生労働省：医療用医薬品の流通の改善に関する懇談会（http://www.mhlw.go.jp/stf/shingi/other-isei.html?tid=127251）
7) 厚生労働省「『医療用医薬品の流通改善に向けて流通関係者が遵守すべきガイドライン』について」（平成30年1月23日医政発0123第9号・保発0123第3号）

第4章

1) 厚生省「医療用医薬品の使用上の注意記載要領について」（平成9年4月25日薬発第607号）
2) 医薬品医療機器総合機構：サムスカ錠15mg，審査報告書（2010年7月）
3) アストラゼネカ株式会社：緊急安全性情報；イレッサ®錠250（ゲフィチニブ）による急性肺障害，間質性肺炎について（2002年10月，No.02-03）（https://www.pmda.go.jp/files/000148445.pdf）

4) アストラゼネカ株式会社：イレッサ錠250，インタビューフォーム

5) 厚生労働省：医薬品・医療用具等安全性情報206号，2004

6) 日本放送協会：幼い命がなぜ…東京女子医大病院医療事故の深層．NHKクローズアップ現代＋（2014年7月22日放送）（http://www.nhk.or.jp/gendai/kiroku/detail02_3533_all.html）

7) 大塚製薬株式会社：サムスカ，インタビューフォーム

8) 厚生労働省「新医薬品の製造販売の承認申請に際し承認申請書に添付すべき資料の作成要領について」（平成13年6月21日医薬審発第899号，最終改正：平成29年2月2日薬生薬審発0202第1号）

9) 厚生労働省「生物由来製品の添付文書の記載要領について」（平成15年5月20日医薬安発第0520004号）

10) U.S. Food and Drug Administration : Code of Federal Regulations Title 21, Paragraph 201.57 (e), 2000

11) U.S. Food and Drug Administration : FDA launches a multi-pronged strategy strengthen safeguards for children treated with antidepressant medications. FDA Press release (issued 10/15/2004)

12) U.S. Food and Drug Administration : Guidance for Industry: Warnings and Precautions, Contraindications, and Boxed Warning Sections of Labeling for Human Prescription Drug and Biological Products; Content and Format. 2011 (http://www.fda.gov/downloads/Drugs/GuidanceComplianceRegulatoryInformation/Guidances/UCM075096.pdf)

第5章

1) 日本製薬団体連合会：医薬品添加物の記載に関する自主申し合わせについて（平成13年10月1日日薬連発第712号）（http://www.fpmaj.gr.jp/jisyu/documents/tenka1.pdf）

2) 厚生労働省「『医療用医薬品添加物の記載に関するQ&A』について」（平成14年7月11日医薬食品局安全対策課/監視指導・麻薬対策課事務連絡）

3) 日本医薬品添加剤協会・編：医薬品添加物事典2016．薬事日報社，2016

4) 厚生労働省：食品添加物 よくある質問（消費者向け）（http://www.mhlw.go.jp/stf/seisakunitsuite/bunya/kenkou_iryou/shokuhin/syokuten/qa_shohisya.html）

第6章

1) 旭化成ファーマ株式会社：ザイヤフレックス，インタビューフォーム

2) 辻　香織：日本におけるドラッグラグの現状と要因；新有効成分含有医薬品398製剤を対象とした米国・EUとの比較．薬理と治療，37：457-495, 2009

3) 厚生省「適応外使用に係る医療用医薬品の取扱いについて」（平成11年2月1日研第4号・医薬審第104号）

4) 厚生省「保険診療における医薬品の取扱いについて」（昭和55年9月3日保発第51号）

第7章

1) 厚生省「医療用医薬品添付文書の記載要領について」（平成9年4月25日薬安第59号）

引用文献

2) U.S. Food and Drug Administration：Guidance for industry, investigators, and reviewers: Exploratory IND studies. 2006（【日本語訳】西川昭子，他・訳：産業界，試験責任医師，および審査官のためのガイダンス；探索的IND試験. 臨床評価，33：583-599, 2006）

3) 厚生省「『新医薬品の承認に必要な用量－反応関係の検討のための指針』について」（平成6年7月25日薬審第494号）

4) 医薬品医療機器総合機構：ワントラム錠100mg, 審査報告書（2015年2月）

5) 厚生労働省「『医薬品開発におけるヒト初回投与試験の安全性を確保するためのガイダンス』について」（平成24年4月2日薬食審査発0402第1号）

6) 厚生省「外国で実施された医薬品の臨床試験データの取扱いについて」（平成10年8月11日医薬発第739号）

7) 厚生省「外国臨床データを受け入れる際に考慮すべき民族的要因について」（平成10年8月11日医薬審第672号，一部改正：平成11年1月4日事務連絡）

8) 厚生労働省「医薬品の臨床薬物動態試験について」（平成13年6月1日医薬審発第796号）

9) 厚生労働省「『外国臨床データを受け入れる際に考慮すべき民族的要因についての指針』に関するQ&Aについて」（平成16年2月25日医薬食品局審査管理課事務連絡）

10) 厚生労働省「『外国臨床データを受け入れる際に考慮すべき民族的要因についての指針』に関するQ&Aについて（その2）」（平成18年10月5日医薬食品局審査管理課事務連絡）

11) 厚生労働省「国際共同治験に関する基本的考え方について」（平成19年9月28日薬食審査発第0928010号）

12) 厚生労働省「『国際共同治験に関する基本的考え方（参考事例）』について」（平成24年9月5日医薬食品局審査管理課事務連絡）

13) 厚生労働省「『医薬品の臨床試験の実施の基準に関する省令』のガイダンスについて」（平成24年12月28日薬食審査発1228第7号，一部改正：平成25年4月4日薬食審査発0404第4号）

14) 厚生労働省「国際共同治験開始前の日本人での第Ⅰ相試験の実施に関する基本的考え方について」（平成26年10月27日医薬食品局審査管理課事務連絡）

15) 厚生労働省：医薬品産業強化総合戦略；グローバル展開を見据えた創薬，2015（http://www.mhlw.go.jp/file/04-Houdouhappyou-10807000-Iseikyoku-Keizaika/0000096426.pdf）

第8章

1) 厚生省「医療用医薬品の使用上の注意記載要領について」（平成9年4月25日薬発第607号）

2) 医薬品医療機器総合機構：ザイヤフレックス注射用，審査報告書（2015年5月）

3) 日本老年医学会 日本医療研究開発機構研究費・高齢者の薬物治療の安全性に関する研究研究班：特に慎重な投与を要する薬物のリスト. 高齢者の安全な薬物療法ガイドライン2015, メジカルビュー社，pp22-38, 2015

4) 読売新聞：高齢者「中止考慮すべき薬」50種；10年ぶり新指針案（2015年4月1日夕刊1面）

5) 読売新聞：在宅高齢者の4割，服薬6種以上；体調不良招く恐れ（2015年6月11日夕刊1面）

6) 野村香織：ルビプロストン（Lubiprostone）. 月刊薬事，54：1487-1490, 2012

7) U.S. Food and Drug Administration : Pregnancy and Lactation Labeling Final Rule（http://www.fda.gov/BiologicsBloodVaccines/GuidanceComplianceRegulatoryInformation/ActsRulesRegulations/ucm445102.htm）（Last updated Jul 15, 2015）

8) 厚生労働省：医療上の必要性の高い未承認薬・適応外薬検討会議での検討結果を受けて開発企業の募集又は開発要請を行った医薬品のリスト（http://www.mhlw.go.jp/stf/seisakunitsuite/bunya/kenkou_iryou/iyakuhin/kaihatsuyousei/）

9) 薬局並びに店舗販売業及び配置販売業の業務を行う体制を定める省令（昭和39年厚生省令第3号）

10) 日本病院薬剤師会：医薬品安全性情報活用実践事例の収集報告（厚生労働省「医薬品安全使用実践推進検討会」第2回資料，2008年5月12日）

第9章

1) 厚生労働省：医薬分業の考え方と薬局の独立性確保．規制改革会議公開ディスカッション（2015年3月12日）資料2-2，2015（http://www8.cao.go.jp/kisei-kaikaku/kaigi/meeting/2013/discussion/150312/gidai2/item2-2-1.pdf）

2) 厚生労働省：患者のための薬局ビジョン；「門前」から「かかりつけ」，そして「地域」へ．2015

3) 厚生労働省「薬物相互作用の検討方法について」（平成13年6月4日医薬審発第813号）

4) 千葉　寛：チトクロームP450を介した薬物相互作用．ファルマシア，31：992-996, 1995

5) 厚生労働省「『医薬品開発と適正な情報提供のための薬物相互作用ガイドライン（最終案）』の公表について」（平成26年7月8日医薬食品局審査管理課事務連絡）

6) 野村香織：ロチゴチン（Rotigotine）．月刊薬事，55：884-887, 2013

7) 医薬品医療機器総合機構：ベンテイビス吸入液，審査報告書（2015年8月）

8) U.S. Food and Drug Administration : Drug interaction Studies: Study Design, Data Analysis, Implications for Dosing, and Labeling Recommendations（Draft Guidance）. 2012

9) 津谷喜一郎：市場撤退した医薬品；副作用の諸相．ファルマシア，43：1097-1102, 2007

10) 厚生労働省「緊急安全性情報等の提供に関する指針について」（平成26年10月31日薬食安発1031第1号）

第10章

1) 厚生省「医療用医薬品の使用上の注意記載要領について」（平成9年4月25日薬発第607号）

2) 厚生労働省：薬事食品衛生審議会 医薬品等安全対策部会（2017年7月14日）資料1-2 医薬品等の使用上の注意の改訂について（http://www.mhlw.go.jp/file/05-Shingikai-11121000-Iyakushokuhinkyoku-Soumuka/0000171428.pdf）

3) 医薬品医療機器総合機構：専門委員名簿（https://www.pmda.go.jp/about-pmda/outline/0016.html）

4) 厚生労働省：「使用上の注意」の改訂について（一覧）（http://www.mhlw.go.jp/stf/seisakunitsuite/bunya/0000063459.html）

5) 厚生労働省「医薬品の『使用上の注意』の改訂及び安全性速報の配布等について」（平成27年2月4日薬食安発0204第1号）

引用文献

6）厚生労働省：医薬品・医療用具等安全性情報170号，2001

7）厚生労働省：医薬品・医療機器等安全性情報212号，2005

8）医薬品，医薬部外品，化粧品，医療機器及び再生医療等製品の製造販売後安全管理の基準に関する省令（平成16年9月22日厚生労働省令第135号）

9）医薬品医療機器総合機構：市販直後調査に関する情報（http://www.pmda.go.jp/review-services/drug-reviews/review-information/p-drugs/0006.html）

10）厚生労働省：医薬品・医療機器等安全性情報（http://www.mhlw.go.jp/stf/seisakunitsuite/bunya/0000083859.html）

11）医薬品医療機器総合機構：医薬品・医療機器等安全性情報（https://www.pmda.go.jp/safety/info-services/drugs/calling-attention/safety-info/0043.html）

12）医薬品医療機器総合機構：使用上の注意の改訂指示通知（医薬品）（https://www.pmda.go.jp/safety/info-services/drugs/calling-attention/revision-of-precautions/0001.html）

13）医薬品の製造販売後の調査及び試験の実施の基準に関する省令（平成16年12月20日厚生労働省令第171号）

第11章

1）World Health Organization : International drug monitoring: the role of national centres. Report of a WHO meeting. World Health Organ Tech Rep Ser, 498 : 1-25, 1972

2）Edwards IR, et al : Adverse drug reactions: definitions, diagnosis, and management. Lancet, 356 : 1255-1259, 2000

3）International Conference for Harmonisation of Technical Requirements for Registration of Pharmaceuticals for Human Use : Post-approval safety data management: Definitions and standards for expedited reporting（E2D）. 2003〔【日本語訳】厚生労働省「承認後の安全性情報の取扱い：緊急報告のための用語の定義と報告の基準について」（平成17年3月28日薬食安発0328007号）〕

4）Council for International Organizations of Medical Sciences : Appendix 7: Causality Criteria and Threshold Considerations for Inclusion of Safety Data in Development Core Safety Information（DCSI）. Management of safety information from clinical trials: Report of CIOMS Working GroupVI, World Health Organization, pp275-277, 2005

5）Rawlins MD, Thompson JW : Textbook of adverse drug reactions, 4th edition（ed. by Davies DM）, Oxford University Press, 1991

6）World Health Organization : The importance of pharmacovigilance; Safety Monitoring of medicinal products. 2002

7）医薬品医療機器総合機構：医薬品に関する評価中のリスク等の情報について（http://www.pmda.go.jp/safety/info-services/drugs/calling-attention/risk-communications/0001.html）

8）厚生労働省：重篤副作用疾患別対応マニュアル（http://www.mhlw.go.jp/stf/seisakunitsuite/bunya/kenkou_iryou/iyakuhin/topics/tp061122-1.html）

9）医薬品医療機器総合機構：誰よりも知ってほしい。伝えてほしい。医薬品副作用被害救済制度（医療従事者向け解説冊子）（https://www.pmda.go.jp/files/000222501.pdf）

第12章

1) 厚生省「医療用医薬品の使用上の注意記載要領について」（平成9年4月25日薬発第607号）

2) 医薬品医療機器総合機構：トルリシティ皮下注0.75mgアテオス，審査報告書（2015年5月）

3) 日本イーライリリー株式会社：トルリシティ皮下注0.75mgアテオス，医薬品リスク管理計画書（2015年）

4) 厚生省「『高齢者に使用される医薬品の臨床評価法に関するガイドライン』について」（平成5年12月2日薬新薬第104号）

5) 厚生労働省「『高齢者に使用される医薬品の臨床評価法に関するガイドライン』に関する質疑応答集（Q&A）について」（平成22年9月17日医薬食品局審査管理課事務連絡）

6) 日本老年医学会，日本医療研究開発機構研究費・高齢者の薬物治療の安全性に関する研究 研究班・編：高齢者の安全な薬物療法ガイドライン2015．メジカルビュー社，2015

7) the American Geriatrics Society 2015 Beers Criteria Update Expert Panel : American Geriatrics Society 2015 Updated Beers Criteria for Potentially Inappropriate Medication Use in Older Adults. J Am Geriatr Soc, 63 : 2227-2246, 2015

8) Hill-Taylor B, et al : Application of the STOPP/START criteria: a systematic review of the prevalence of potentially inappropriate prescribing in older adults, and evidence of clinical, humanistic and economic impact. J Clin Pharm Ther, 38 : 360-372, 2013

9) Hanlon JT, et al : Alternative Medications for Medications in the Use of High-Risk Medications in the Elderly and Potentially Harmful Drug-Disease Interactions in the Elderly Quality Measures. J Am Geriatr Soc, 63 : e8-e18, 2015

10) O' Mahony D, et al : STOPP/START criteria for potentially inappropriate prescribing in older people: version 2. Age Ageing, 44 : 213-218, 2015

11) 厚生労働省「高齢者の医薬品適正使用の指針（総論編）について」（平成30年5月29日医政安発0529第1号/薬生安発0529第1号）（http://www.mhlw.go.jp/stf/houdou/0000208852.html）

第13章

1) 砂川慶介，他：第5回抗感染症薬開発フォーラム 添付文書はなぜ使いにくいのか？ 医薬品医療機器レギュラトリーサイエンス，45：946-959，2014

2) 厚生省「医療用医薬品の使用上の注意記載要領について」（平成9年4月25日薬発第607号）

3) 日本産科婦人科学会：抗インフルエンザウイルス薬投与妊婦の出産と小児に対する特定使用成績調査（第2回目報告）．2011（http://www.jsog.or.jp/news/html/announce_20110228.html）

4) 澤田康文：妊娠または妊娠している可能性のある婦人に禁忌の主な医薬品リスト．医療従事者のための医療安全対策マニュアル，日本医師会，p143, 2007

5) 澤田康文：妊娠末期にボルタレン坐剤を多量連用して死産．医療従事者のための医療安全対策マニュアル，日本医師会，p143, 2007

6) U.S. Food and Drug Administration : Pregnancy, lactation, and reproductive potential: labeling for human prescription drug and biological products－content and format: guidance for industry（Draft Guidance）. 2014

引用文献

7) 野村香織：ルビプロストン（Lubiprostone）．月刊薬事，54：1487-1490, 2012

8) U.S. Food and Drug Administration：Content and Format of Labeling for Human Prescription Drug and Biological Products; Requirements for Pregnancy and Lactation Labeling. Fed Regist, 79：72063-72103, 2014

第14章

1) 厚生省「医療用医薬品の使用上の注意記載要領について」（平成9年4月25日薬発第607号）

2) 厚生労働省「小児集団における医薬品の臨床試験に関するガイダンスについて」（平成12年12月15日医薬審第1334号）

3) 医薬品医療機器総合機構：横断的基準作成プロジェクト 小児医薬品ワーキンググループ（http://www.pmda.go.jp/rs-std-jp/standards-development/crosssectional-project/0007.html）

4) 厚生労働省：第IV回 医療上の必要性の高い未承認薬・適応外薬の要望募集で提出された要望について（http://www.mhlw.go.jp/stf/seisakunitsuite/bunya/0000111297.html）

5) Kramer P, et al：Depression of aminopyrine metabolism by influenza vaccination. N Engl J Med, 305：1262-1264, 1981

6) 日本小児感染症学会・監：小児の臓器移植および免疫不全状態における予防接種ガイドライン2014．協和企画，2014

7) 厚生労働省「ワクチン類等の添付文書等の記載要領について」（平成29年12月27日薬生発1227第7号）

8) 厚生労働省「医療用医薬品の添付文書等の記載要領について」（平成29年6月8日薬生発0608第1号）

9) 厚生労働省「医療用医薬品の添付文書等の記載要領の留意事項について」（平成29年6月8日薬生安発0608第1号）

10) 国立成育医療研究センター：小児と薬情報収集ネットワーク整備事業（https://www.ncchd.go.jp/scholar/clinical/section/suishin/med-network.html）

11) 厚生労働省：小児医療情報収集システムが稼働開始しました（2016年3月）（http://www.mhlw.go.jp/stf/houdou/0000116368.html）

第15章

1) 厚生労働省：アクテムラ点滴静注用，審査結果報告書（2008年3月）

2) 日本腎臓学会・編：エビデンスに基づくCKD診療ガイドライン2013．東京医学社，2013

3) 日本腎臓学会：eGFR男女・年齢別早見表（https://www.jsn.or.jp/guideline/pdf/CKDguide2012_3.pdf）

4) 厚生労働省「高齢者の医薬品適正使用の指針（総論編）について」（平成30年5月29日医政安発0529第1号／薬生安発0529第1号）（http://www.mhlw.go.jp/stf/houdou/0000208852.html）

5) 日本腎臓病薬物療法学会：腎機能低下時に最も注意が必要な薬剤投与量一覧（https://www.jsnp.org/ckd/yakuzaitoyoryo.php）

6) ギリアド・サイエンシズ株式会社：ハーボニー配合錠，医薬品リスク管理計画書（2016年7月）

7) European Medicines Agency : Summary of the risk management plan（RMP）for Harvoni（ledipasvir/sofosbuvir）（http://www.ema.europa.eu/docs/en_GB/document_library/EPAR_-_Risk-management-plan_summary/human/003850/WC500173515.pdf）（Last updated Oct 2014）

8) 厚生労働省：ピオグリタゾン塩酸塩含有製剤に係る安全対策について．薬事・食品衛生審議会 医薬品等安全対策部会安全対策調査会，2011（https://www.pmda.go.jp/files/000145650.pdf）

9) European Medicines Agency : Questions and answers on the risk management plan（RMP）summary（http://www.ema.europa.eu/docs/en_GB/document_library/Other/2014/05/WC500166101.pdf）（Last updated Mar 2017）

第16章

1) 厚生労働省「診療報酬の算定方法の一部改正に伴う実施上の留意事項について」（平成28年3月4日保医発0304第3号）

2) 厚生労働省：特定薬剤管理指導加算等の算定対象となる薬剤一覧〔厚生労働省保険局：診療報酬情報提供サービス（http://www.iryohoken.go.jp/shinryohoshu/）に最新版を掲載〕

3) 厚生労働省：医薬品等の広告規制について（http://www.mhlw.go.jp/stf/seisakunitsuite/bunya/kenkou_iryou/iyakuhin/koukokukisei/index.html）

4) 厚生労働省「後発医薬品に係る情報提供の充実について」（平成18年3月24日薬食安発第0324006号）

5) 厚生労働省：後発医薬品の安心使用促進アクションプログラム（2007年10月）（http://www.mhlw.go.jp/bunya/iryou/kouhatu-iyaku/dl/04.pdf）

6) 厚生労働省：後発医薬品のさらなる使用促進のためのロードマップ（2013年4月）（http://www.mhlw.go.jp/bunya/iryou/kouhatu-iyaku/dl/roadmap02.pdf）

7) 日本版オレンジブック研究会：オレンジブック総合版ホームページ（http://www.jp-orangebook.gr.jp）

8) ジェネリック医薬品品質情報検討会：医療用医薬品最新品質情報集（ブルーブック）データシート一覧（http://www.nihs.go.jp/drug/ecqaged/bluebook/list.html）

9) 厚生省「外国で実施された医薬品の臨床試験データの取扱いについて」（平成10年8月11日医薬発第739号）

10) 厚生省「外国臨床データを受け入れる際に考慮すべき民族的要因について」（平成10年8月11日医薬審第672号）

第17章

1) 厚生省「医療用医薬品添付文書の記載要領について」（平成9年4月25日薬発第606号）

2) 医薬品医療機器総合機構：医療用医薬品情報検索（https://www.pmda.go.jp/PmdaSearch/iyakuSearch/）

3) 厚生労働省「新医薬品の製造又は輸入の承認申請に際し承認申請書に添付すべき資料の作成要領について」（平成13年6月21日医薬審発第899号）

引用文献

4) 厚生労働省「医療用医薬品の承認申請の際に添付すべき資料の取扱いについて」（平成28年3月11日薬生審査発0311第3号）

5) 武田薬品工業株式会社：アクトス（塩酸ピオグリタゾン）に関する資料（http://www.pmda.go.jp/drugs/1999/g990913/index.html）

6) Fukui T, et al : Candesartan Antihypertensive Survival Evaluation in Japan（CASE-J）trial of cardiovascular events in high-risk hypertensive patients: rationale, design, and methods. Hypertens Res, 26 : 979-990, 2003

7) 武田薬品工業株式会社：高血圧症治療剤の臨床研究（CASE-J試験）に関する第三者機関による調査結果についてのお知らせ（http://www.takeda.co.jp/information/20140620.html）

8) 武田薬品工業株式会社：医薬品医療機器等法にかかる厚生労働省からの処分について（https://www.takeda.co.jp/news/2015/20150612_7018.html）

9) 厚生労働省 臨床研究に係る制度の在り方に関する検討会：臨床研究に係る制度の在り方に関する報告書（2014年12月）（http://www.mhlw.go.jp/file/05-Shingikai-10801000-Iseikyoku-Soumuka/0000068409.pdf）

10) 日本製薬工業協会：医療用医薬品製品情報概要等に関する作成要領（http://www.jpma.or.jp/about/basis/drug_info/）

11) 厚生労働省「国際共同治験に関する基本的考え方について」（平成19年9月28日薬食審査発第0928010号）

12) 源田浩一：国際共同治験の実施状況；実施試験数による分析．JPMA NEWS LETTER, 162, 2014（http://www.jpma.or.jp/about/issue/gratis/newsletter/archive_until2014/pdf/62pc.pdf）

第18章

1) 厚生省「医療用医薬品添付文書の記載要領について」（平成9年4月25日薬発第606号）

2) 厚生省「医療用医薬品添付文書の記載要領について」（平成9年4月25日薬安第59号）

3) 厚生労働省「医療用医薬品の添付文書等の記載要領について」（平成29年6月8日薬生発0608第1号）

4) 国際的に脅威となる感染症対策関係閣僚会議：薬剤耐性（AMR）対策アクションプラン2016-2020. 2016（http://www.mhlw.go.jp/file/06-Seisakujouhou-10900000-Kenkoukyoku/0000120769.pdf）

5) 厚生労働省健康局結核感染症課・編：抗微生物薬適正使用の手引き 第一版. 2017（http://www.mhlw.go.jp/file/06-Seisakujouhou-10900000-Kenkoukyoku/0000166612.pdf）

6) 鈴木伸二・著：医療の個別化に向けたファルマコビジランスの理論と実際．薬事日報社, 2012

第19章

1) 厚生省「医療用医薬品添付文書の記載要領について」（平成9年4月25日薬発第606号）

2) 厚生労働省「後発医薬品に係る情報提供の充実について」（平成18年3月24日薬食安発第0324006号）

3) 医薬品の市販後調査の基準に関する省令（平成9年3月10日厚生省令第10号，最終改正：平成12年12月27日厚生省令第151号）

4) 医薬品医療機器総合機構：市販直後調査に関する情報（http://www.pmda.go.jp/review-services/drug-reviews/review-information/p-drugs/0006.html）

5) 厚生労働省「改正薬事法における医薬品等の表示の取扱いについて」（平成17年3月31日薬食監麻発第0331008号）

6) 厚生労働省「使用薬剤の薬価（薬価基準）の一部改正等について」（平成28年4月19日保医発0419第1号）

7) 医薬品医療機器総合機構：最適使用推進ガイドライン（医薬品）（https://www.pmda.go.jp/review-services/drug-reviews/review-information/p-drugs/0028.html）

8) 厚生労働省：医療保険が適用される医薬品について（http://www.mhlw.go.jp/stf/seisakunitsuite/bunya/0000078916.html）

第20章

1) 厚生省「医療用医薬品添付文書の記載要領について」（平成9年4月25日薬発第606号）

2) 厚生省「医療用医薬品の使用上の注意記載要領について」（平成9年4月25日薬発第607号）

3) 厚生省「医療用医薬品添付文書の記載要領について」（平成9年4月25日薬安第59号）

4) 日本製薬工業協会：医療用医薬品製品情報概要等に関する作成要領（http://www.jpma.or.jp/about/basis/drug_info/）

5) 厚生労働省「医療用医薬品の添付文書等の記載要領について」（平成29年6月8日薬生発0608第1号）

6) 厚生労働省「医療用医薬品の添付文書等の記載要領の留意事項について」（平成29年6月8日薬生安発0608第1号）

7) 厚生労働科学研究 医薬品・医療機器等レギュラトリーサイエンス総合研究事業：医療用医薬品の添付文書のあり方及び記載要領に関する研究（研究代表者：上田史朗）平成20年度総括研究報告書，2009

8) 厚生労働科学研究 医薬品・医療機器等レギュラトリーサイエンス総合研究事業：医療用医薬品の使用上の注意のあり方に関する研究（研究代表者：佐藤信範）平成25年度総括研究報告書，2014

9) 厚生労働省：医療用医薬品の添付文書記載要領の改定について．医薬品・医療機器等安全性情報344号，2017

10) 厚生労働省「ワクチン類等の添付文書の記載要領について」（平成11年1月13日医薬発第20号）

11) 厚生労働省「ワクチン類等の接種（使用）上の注意記載要領について」（平成11年1月13日医薬発第21号）

12) 厚生労働省「ワクチン類等の添付文書等の記載要領について」（平成29年12月27日薬生発1227第7号）

13) 厚生労働省「後発医薬品の添付文書等における情報提供の充実について」（平成30年4月13日薬生薬審発0413第2号/薬生安発0413第1号）

14) 砂川慶介, 他：第5回抗感染症薬開発フォーラム 添付文書はなぜ使いにくいのか？ 医薬品医療機器レギュラトリーサイエンス, 45：946-959, 2014

15) 厚生労働省：医薬品情報提供のあり方に関する懇談会中間整理「医療関係者・患者に対する医薬品情報提供のあり方に関する意見」（2001年7月）（http://www.mhlw.go.jp/topics/2001/0107/tp0718-2.html）

16) 厚生労働省「医療法施行規則の一部を改正する省令の施行について」（平成28年6月10日 医政発0610第18号）

薬学教育モデル・コアカリキュラムと本書の対応表

本書が関連している項目を中心に抜粋

E 医療薬学

E1　薬の作用と体の変化		参照項
（1）薬の作用	細項目は省略	
（2）身体の病的変化を知る	細項目は省略	
（3）薬物治療の位置づけ	細項目は省略	
（4）医薬品の安全性		
1.　薬物の主作用と副作用，毒性との関連について説明できる。		
2.　薬物の副作用と有害事象の違いについて説明できる。		11章
3.　以下の障害を呈する代表的な副作用疾患について，推定される原因医薬品，身体所見，検査所見および対処方法を説明できる。血液障害・電解質異常，肝障害，腎障害，消化器障害，循環器障害，精神障害，皮膚障害，呼吸器障害，薬物アレルギー（ショックを含む），代謝障害，筋障害		
4.　代表的薬害，薬物乱用について，健康リスクの観点から討議する。（態度）		9章

E3　薬物治療に役立つ情報	参照項
（1）医薬品情報	
①情報	
1.　医薬品を使用したり取り扱う上で，必須の医薬品情報を列挙できる。	
2.　医薬品情報に関わっている職種を列挙し，その役割について概説できる。	
3.　医薬品（後発医薬品等を含む）の開発過程で行われる試験（非臨床試験，臨床試験，安定性試験等）と得られる医薬品情報について概説できる。	6章，7章，13章，17章
4.　医薬品の市販後に行われる調査・試験と得られる医薬品情報について概説できる。	2章，10章，15章，19章
5.　医薬品情報に関係する代表的な法律・制度（「医薬品，医療機器等の品質，有効性及び安全性の確保等に関する法律」，GCP，GVP，GPSP，RMPなど）とレギュラトリーサイエンスについて概説できる。	1章，10章，17章
②情報源	
1.　医薬品情報源の一次資料，二次資料，三次資料の分類について概説できる。	
2.　医薬品情報源として代表的な二次資料，三次資料を列挙し，それらの特徴について説明できる。	
3.　厚生労働省，医薬品医療機器総合機構，製薬企業などの発行する資料を列挙し，概説できる。	5章，10章
4.　医薬品添付文書（医療用，一般用）の法的位置づけについて説明できる。	1章
5.　医薬品添付文書（医療用，一般用）の記載項目（警告，禁忌，効能・効果，用法・用量，使用上の注意など）を列挙し，それらの意味や記載すべき内容について説明できる。	1章，4章，6章，7章
6.　医薬品インタビューフォームの位置づけと医薬品添付文書との違いについて説明できる。	

③収集・評価・加工・提供・管理	
1. 目的（効能効果，副作用，相互作用，薬剤鑑別，妊婦への投与，中毒など）に合った適切な情報源を選択し，必要な情報を検索，収集できる。（技能）	
2. MEDLINEなどの医学・薬学文献データベース検索におけるキーワード，シソーラスの重要性を理解し，検索できる。（知識・技能）	
3. 医薬品情報の信頼性，科学的妥当性などを評価する際に必要な基本的項目を列挙できる。	
4. 臨床試験などの原著論文および三次資料について医薬品情報の質を評価できる。（技能）	
5. 医薬品情報をニーズに合わせて加工・提供し管理する際の方法と注意点（知的所有権，守秘義務など）について説明できる。	19章
④EBM（Evidence-based Medicine）　　　　　　　　　　　　細項目は省略	
⑤生物統計　　　　　　　　　　　　　　　　　　　　　　　　細項目は省略	
⑥臨床研究デザインと解析	
1. 臨床研究（治験を含む）の代表的な手法（介入研究，観察研究）を列挙し，それらの特徴を概説できる。	
2. 臨床研究におけるバイアス・交絡について概説できる。	
3. 観察研究での主な疫学研究デザイン（症例報告，症例集積，コホート研究，ケースコントロール研究，ネステッドケースコントロール研究，ケースコホート研究など）について概説できる。	
4. 副作用の因果関係を評価するための方法（副作用判定アルゴリズムなど）について概説できる。	11章
5. 優越性試験と非劣性試験の違いについて説明できる。	17章
6. 介入研究の計画上の技法（症例数設定，ランダム化，盲検化など）について概説できる。	
7. 統計解析時の注意点について概説できる。	
8. 介入研究の効果指標（真のエンドポイントと代用のエンドポイント，主要エンドポイントと副次的エンドポイント）の違いを，例を挙げて説明できる。	
9. 臨床研究の結果（有効性，安全性）の主なパラメータ（相対リスク，相対リスク減少，絶対リスク，絶対リスク減少，治療必要数，オッズ比，発生率，発生割合）を説明し，計算できる。（知識・技能）	
⑦医薬品の比較・評価	
1. 病院や薬局において医薬品を採用・選択する際に検討すべき項目を列挙し，その意義を説明できる。	
2. 医薬品情報にもとづいて，代表的な同種同効薬の有効性や安全性について比較・評価できる。（技能）	
3. 医薬品情報にもとづいて，先発医薬品と後発医薬品の品質，安全性，経済性などについて，比較・評価できる。（技能）	16章
（2）　患者情報　　　　　　　　　　　　　　　　　　　　　細項目は省略	
（3）　個別化医療	
①遺伝的素因	
1. 薬物の主作用および副作用に影響する代表的な遺伝的素因について，例を挙げて説明できる。	
2. 薬物動態に影響する代表的な遺伝的素因（薬物代謝酵素・トランスポーターの遺伝子変異など）について，例を挙げて説明できる。	

3. 遺伝的素因を考慮した薬物治療について，例を挙げて説明できる。	18章
②年齢的要因	
1. 低出生体重児，新生児，乳児，幼児，小児における薬物動態と，薬物治療で注意すべき点を説明できる。	8章，14章
2. 高齢者における薬物動態と，薬物治療で注意すべき点を説明できる。	8章，12章
③臓器機能低下	
1. 腎疾患・腎機能低下時における薬物動態と，薬物治療・投与設計において注意すべき点を説明できる。	15章
2. 肝疾患・肝機能低下時における薬物動態と，薬物治療・投与設計において注意すべき点を説明できる。	
3. 心臓疾患を伴った患者における薬物動態と，薬物治療・投与設計において注意すべき点を説明できる。	
④その他の要因	
1. 薬物の効果に影響する生理的要因（性差，閉経，日内変動など）を列挙できる。	
2. 妊娠・授乳期における薬物動態と，生殖・妊娠・授乳期の薬物治療で注意すべき点を説明できる。	8章，13章
3. 栄養状態の異なる患者（肥満，低アルブミン血症，腹水など）における薬物動態と，薬物治療で注意すべき点を説明できる。	
⑤個別化医療の計画・立案	
1. 個別の患者情報（遺伝的素因，年齢的要因，臓器機能など）と医薬品情報をもとに，薬物治療を計画・立案できる。（技能）	
2. コンパニオン診断にもとづく薬物治療について，例を挙げて説明できる。	18章

E4　薬の生体内運命		参照項
（1）薬物の体内動態	細項目は省略	9章，16章

E5　製剤化のサイエンス		参照項
（1）製剤の性質	細項目は省略	
（2）製剤設計		
①代表的な製剤	細項目は省略	
②製剤化と製剤試験法		
1. 代表的な医薬品添加物の種類・用途・性質について説明できる。		5章
以下略		

F　薬学臨床

前）：病院・薬局での実務実習履修前に修得すべき事項

（1）薬学臨床の基礎	細項目は省略	
（2）処方せんに基づく調剤		
⑥安全管理		
1. 前）処方から服薬（投薬）までの過程で誤りを生じやすい事例を列挙できる。		
3. 前）代表的なインシデント（ヒヤリハット），アクシデント事例を解析し，その原因，リスクを回避するための具体策と発生後の適切な対処法を討議する。（知識・態度）		3章，8章

索　引

－ 英数字 －

55年通知　60
ADME（吸収・分布・代謝・排泄）　83
adverse drug reaction　102
adverse event　102
Anatomical Therapeutic Chemical
　　Classification System　19
Beers criteria　116, 118
Boxed warning　38
CASE-J試験　166
causal relationship　102
ClinicalTrial.gov　39
company core data sheet（CCDS）　92
DailyMed　38
defined daily dose（DDD）　19
drug utilization research　19
eGFR男女・年齢別早見表　146
epidermal growth factor receptor（EGFR）　175
EU Risk Management Plan（EU RMP）　148
first in human（FIH）試験　52, 67
GCP省令　69, 99, 161
Global study　165
GPSP省令　161
GVP省令　96, 184
Handbook of Pharmaceutical Excipients　46
in vivo, in vitro　52
International Nonproprietary Name（INN）　24, 178
iyakuSearch　8
Japanese Accepted Names for
　　Pharmaceuticals（JAN）　24, 178
Japanese Pharmacopoeia（JP）　41
Labeling　38
maximum tolerable dose（MTD）　65
mode of action（MOA）試験　66
more mechanistic models　86
Naranjo scale　106
pH　179
pharmacovigilance　90
Physician Labeling Rule　138
physiologically based pharmacokinetics
　　（PBPK）　85
pivotal trial　54
PK/PD　86

PMDA医療安全情報　23
PMDAメディナビ　195
potentially inappropriate medications（PIM）　118
Pregnancy and Lactation Labeling Rules　129
Pregnancy Category　129
Proof of Concept（POC）　52, 66
PTPシート　47, 144
risk management plan（RMP）　96
Screening Tool of Older Persons' potentially
　　inappropriate Prescriptions（STOPP）　116, 119
Screening Tool to Alert doctors to the Right
　　Treatment（START）　117, 119
SGLT2阻害薬　140
suspected adverse drug reaction　103
TDM　150
WHO ATCコード　19

－ 和　文 －

あ

アクテムラ®　144
アスベリン®　44
アダラート®　64
アミトリプチリン塩酸塩　58
アレルギー　44
安全性速報（ブルーレター）　7, 88
安定剤　44
安定性試験　182

い

医学系研究　163
イグザレルト®　54
イグラチモド　126
医師主導治験　56
一物二名称　26
一般名の命名　24
一般用医薬品　111
遺伝子　177
　　——変異　175
イバンドロン酸ナトリウム　187
イマチニブメシル酸塩　155
医薬品・医療機器等安全性情報　98
医薬品安全管理責任者　37, 195
医薬品安全性監視　90, 147

211

医薬品安全性シグナル　107
医薬品医療機器総合機構（PMDA）　7, 47, 94
医薬品規制調和国際会議（ICH）　40, 68, 91, 102
医薬品産業強化総合戦略　70
医薬品添加物事典　46
医薬品添加物ハンドブック　46
医薬品等適正広告基準　152
医薬品の承認申請　6
医薬品の見た目　46
医薬品の名称　22
医薬品副作用被害救済制度　111
医薬品リスク管理計画（RMP）　96, 112, 147, 183
医薬品リテラシー　118
医薬品類似名称検索システム　24
医薬分業　82
医療安全　28, 81
医療従事者のための医療安全マニュアル　23
医療上の必要性の高い未承認薬・適応外薬検討
　　会議　55, 134
医療法施行規則　30, 81, 195
医療保険　59
　　——が適用される医薬品　189
医療用医薬品最新品質情報集（ブルーブック）　158
医療用医薬品の広告　166
医療用医薬品の流通の改善に関する懇談会　29
医療用医薬品品質情報集（オレンジブック）　158
イレッサ®　34
イロプロスト　87
因果関係　102, 104
インスリン グラルギン　62, 76
インターフェロン　137
インタビューフォーム　37
インフォームドコンセント　37
インフルエンザ　126, 137

え

エボロクマブ　51, 187

お

欧州医薬品庁（EMA）　96, 148
オセルタミビルリン酸塩　126
オブリーン®　60

か

外国データの受け入れ　68
開始を考慮するべき薬物のリスト　116

改正記載要領　190
介入研究　164
学術誌　160
加速試験　182
片側検定　169
割線　46
カナグリフロジン　152
カナグル®　152
カプトプリル　124
カプランマイヤー曲線　168
過量投与　141, 145
観察研究　164
間質性肺炎　34
患者向医薬品ガイド　46
緩衝剤　44
感染症伝播　79
肝代謝酵素を誘導する薬物　116

き

キイトルーダ®　92, 177
幾何平均　152
企業中核データシート（CCDS）　92
奇形発生（率）　127, 128
希少疾病用医薬品　55
規制区分　20
キノホルム　111
局外規　43
局方品　12
禁忌　36
緊急安全性情報（イエローレター）　7, 88

く

くすりのしおり®　47
くすりの適正使用協議会　47
グラッシュビスタ®　59
グリベック®　155
クレアチニン　145
グローバルマーケット　70

け

ケアラム®　126
警告　10, 30
　　——の追加・変更　34
血中濃度時間曲線下面積（AUC）　84, 152
ゲノム薬理学　176
ゲフィチニブ　34

健康被害　111
原則禁忌　36, 190
原著論文　160
原薬　40
　　——GMPガイドライン　40
　　——等登録原簿制度（マスターファイル
　　制度）　40

こ

抗がん薬　52
抗菌薬　132, 143
口腔内崩壊錠　144
厚生労働省　69, 94, 136
　　——薬事・食品衛生審議会　7
公知申請　56
効能・効果　50
効能または効果追加承認年月　13
後発医薬品　91, 182
　　——のさらなる使用促進のためのロード
　　マップ　158
　　——の添付文書　193
　　——の命名　25
　　——の薬物動態　154
抗微生物薬適正使用の手引き　175
高齢者　76, 112
　　——医薬品適正使用検討会　119
　　——に使用される医薬品の臨床評価法に
　　関するガイドライン　113
　　——の安全な薬物療法ガイドライン　116
　　——の医薬品適正使用の指針（総論編）　120, 146
国際共同治験　68, 165
国際誕生日　14
黒人　175
国立医薬品食品衛生研究所　24
国立成育医療研究センター　139
個別化医療　175, 177
コンパニオン診断薬　177

さ

催奇形性　126
剤形　46
最高血中濃度（Cmax）　84, 152
再審査結果公表年月　14
再審査制度　21
最大耐量　65
最適使用推進ガイドライン　188

再評価（制度）　15, 21
ザイヤフレックス®　52, 75
サインバルタ®　50
サクシゾン®　22
作成または改訂年月　11
ザナミビル　126
サムスカ®　33, 37
作用機序　171
サリドマイド　128
算定要件　189

し

識別番号　15
ジゴキシン　116
自主改訂　44
事前評価　58
市販後　183
　　——臨床試験　91
市販直後調査　90, 95, 184
自由価格　20
重大な副作用　91
重篤副作用疾患別対応マニュアル　110
重要な基本的注意　74
主要文献及び文献請求先　184
使用期限　17, 193
使用上の注意　140
使用成績調査　91, 99
小児　78, 132
　　——医薬品ワーキンググループ　136
　　——医療情報収集システム　139
　　——特定慢性疾患レジストリ　139
　　——の薬物動態　152
　　——薬物療法検討会議　136
小児用医薬品　135
承認から薬価収載までの流れ　20
承認条件　96, 145, 183
承認番号　17
上皮成長因子受容体（EGFR）　175
食品添加物公定書　45
シルデナフィルクエン酸塩　59
腎機能　145
　　——障害　152
審査報告書　18, 37, 47, 87, 162
人種別医薬品　175
親水性　179
新生児　134

213

申請資料概要　162
慎重投与　72, 192
腎排泄型薬物　146
心不全　33
診療報酬　189

す

推定糸球体濾過量　145
スボレキサント　77
スルファメトキサゾール・トリメトプリム　140

せ

製剤写真　46
製剤の工夫　47
性状　46
生殖毒性　124
製造販売業者　186
製造販売後データベース調査　100
製造販売後臨床試験　99
生物学的同等性　155
　——ガイドライン　156, 169
生物由来製品　79
生理学的薬物速度論（PBPK）　85
世界保健機関（WHO）　102
セチリスタット　60
セラペプターゼ　21
潜在的に不適切な医薬品（PIM）　118
先進医療　60
漸増法　66
先天大奇形　128

そ

相互作用　82
　——による市販後の撤退　88
疎水性　179
その他の注意　144, 147
ソリブジン　88

た

ダーゼン®　21
胎児　124
代謝酵素　86
タミフル®　126
探索的試験　66
タンパク　177
　——結合の強い薬物　116

ち

治験　52, 95, 163
　——のステージ　164
チトクロム P450（CYP）　83
中央社会保険医療協議会（中医協）　186, 189
中毒　143
長期保存試験　182
貯法　17, 182

て

定期予防接種　136
適応外使用　56
適用上の注意　144
デュロキセチン塩酸塩　50
添加物　43, 45
添付文書記載要領　3, 138
添付文書作成の過程　6
添付文書の位置づけ　4
添付文書の改訂　7
添付文書の根拠通知　3
添付文書の電子化　8

と

同等性試験　168
動物実験　124
投薬期間制限　6
　——医薬品　186
東洋人　175
投与速度　144
特定使用成績調査　126
特定生物由来製品　38, 79, 182
特定の背景を有する患者に関する注意　192
特定薬剤治療管理料　150
特に慎重な投与を要する薬物のリスト　77, 116
トシリズマブ　144
ドラッグラグ　14, 55
トラマール®　63
トラマドール塩酸塩　63
トランスポーター　86, 88
取扱い上の注意　17, 179
取り違え防止　22
トルバプタン　33

な

生ワクチン　137

214

に

日本医師会　23
　　──治験促進センター　56
日本医薬情報センター（JAPIC）　8
日本医薬品添加剤協会　46
日本医療機能評価機構　23
日本製薬団体連合会　94
日本中毒センター　143
日本標準商品分類番号　16, 28
日本薬局方　41
　　──収載品目　42
ニュープロ®パッチ　86
妊娠後期　131
妊娠週数　128
妊娠中に有害作用を伴う薬物　130
妊娠と薬情報センター　78, 130
妊婦・産婦・授乳婦　78, 122
妊婦・授乳婦に使用される医薬品の臨床評価　125

ね

年齢区分　133

は

バーコード　27, 28
ハーボニー®　147
バイアグラ®　59
バクタ®　140
バンコマイシン塩酸塩　134
販売開始年月　13
販売名の命名　24
反復投与試験　66

ひ

ピオグリタゾン塩酸塩　149
非処方箋医薬品　13
日付情報　10
ヒドロキシクロロキン硫酸塩　88, 103
ビマトプロスト　59
ピルフェニドン　24
ピレスパ®　24
非劣性試験　168
非劣性マージン　169
品質再評価　15

ふ

ファーマコゲノミクス　176

ファーマコビジランス　90, 147
不活化ワクチン　137
副作用　90, 102
　　──情報の改訂　92
　　──の疑い　103
　　──の分類　105
　　──報告　13
副反応　138
服薬のリスク　128
賦形剤　44
プラケニル®　88, 103
ブリッジング試験　68, 159
フルオロウラシル系薬剤　88
フレイル　117
プロナーゼ製剤　15
プロポフォール　37, 190
分配係数　179

へ

米国食品医薬品局（FDA）　38, 86, 129
米国の製品情報　38
併用禁忌　82
併用注意　82
併用療法　116
ペムブロリズマブ　92, 177
ベルソムラ®　77
ベンテイビス®　87

ほ

膀胱がん　149
包装（単位）　27, 184
保険医療機関及び保険医療養担当規則　6
保険給付上の注意　187
保険診療　59
保存剤　44
母乳　131
母乳とくすりハンドブック　130
ボンビバ®　187

ま

マイクロドーズ試験　67

み

未承認薬迅速実用化スキーム対象品目　56
未承認薬等開発支援センター　55
民族差　68, 159

め

名称の類似性　22
免疫原性　137
免疫抑制薬　137

や

薬害　79, 88
薬機法　2, 3, 47
薬剤交付時　144
薬剤師　81
薬剤耐性（AMR）　173
薬事承認　59
薬事法　2
薬物相互作用ガイドライン　84
薬物動態　87, 150
　──パラメータ　84, 152
薬理学　170
薬理作用　171
薬価（基準）　20, 189
薬価基準収載医薬品コード　16, 28
薬価基準収載年月　13
薬価基準収載品目　189
薬価基準の改正に伴う留意事項　187, 188
薬効再評価　15
薬効の証明　66
薬効分類　28

ゆ

有意差　169
優越性試験　168
有害事象　102
有効期間（または有効期限）　193
有効性　160
有効成分　40
　──に関する理化学的知見　178

よ

溶出率　179
用法・用量　62
　──を検討する臨床試験　65
用量反応試験　66
ヨード　140

ら

ランタス®　62, 76

り

理化学的知見　41, 178
リスクコミュニケーション　127
リスク最小化計画　147
リゾチーム製剤　15
リバーロキサバン　54
リレンザ®　126
臨床開発　51
臨床研究　163
　──データベース　39
　──に係る制度の在り方に関する検討会　166
　──法　36, 39, 164
臨床検査結果に及ぼす影響　140
臨床試験　39, 52, 163
臨床成績　160
倫理審査　164

れ

レジパスビル・ソホスブビル　147
レパーサ®　51, 187

わ

ワクチン　136, 193
ワントラム®　63

Profile

野村 香織
Kaori Nomura

東京慈恵会医科大学 分子疫学研究部 研究員
公益社団法人日本医師会 地域医療課薬務対策室長

▊略歴

東京理科大学薬学部を卒業後，1997年4月より広島県職員として食品衛生および薬事衛生に従事。厚生労働省医薬食品局安全対策課（現在の医薬・生活衛生局医薬安全対策課）への出向を経て，独立行政法人医薬品医療機器総合機構（PMDA）の設立に向けて安全部の立ち上げに携わるとともに，PMDA安全部に勤務。PMDA在籍中に欧州医薬品庁市販後部門に半年間勤務。厚生労働省勤務時から医薬品安全性業務およびICH等国際業務に従事。PMDA退職後，くすりの適正使用協議会にて薬剤疫学及び医薬品情報（くすりのしおり）を担当。同時に，University of Liverpoolに在学しMaster of Public Health（MPH）を取得。2013年7月より公益社団法人日本医師会に勤務しつつ研究を継続し，東京慈恵会医科大学にて博士号取得。現在に至る。

▊主な資格・所属学会

薬剤師，公衆衛生修士（MPH），博士（医学）
日本薬剤師会，日本医薬品情報学会，日本薬剤疫学会，
International Society of Pharmacovigilance,
International Society for Pharmacoepidemiology

▊一言

医療に従事していない状態でどうやってpatient safetyに貢献できるかを考えています。

薬をもっと使いこなすための

添付文書の読み方・活かし方

定価　本体3,000円（税別）

平成30年6月25日　発　行

....

著　者　　野村 香織
　　　　　　のむら　かおり

発行人　　武田 正一郎

発行所　　株式会社 じほう

　　　　　101-8421　東京都千代田区神田猿楽町1-5-15（猿楽町SSビル）
　　　　　電話 編集 03-3233-6361　販売 03-3233-6333
　　　　　振替 00190-0-900481
　　　　　＜大阪支局＞
　　　　　541-0044　大阪市中央区伏見町2-1-1（三井住友銀行高麗橋ビル）
　　　　　電話 06-6231-7061

©2018　　　　　　　　　　　　組版 UNISON　印刷 音羽印刷（株）
Printed in Japan

本書の複写にかかる複製，上映，譲渡，公衆送信（送信可能化を含む）の各権利は
株式会社じほうが管理の委託を受けています。

JCOPY ＜（社）出版者著作権管理機構 委託出版物＞
本書の無断複製は著作権法上での例外を除き禁じられています。
複製される場合は，そのつど事前に，（社）出版者著作権管理機構（電話 03-3513-6969，
FAX 03-3513-6979，e-mail：info@jcopy.or.jp）の許諾を得てください。

万一落丁，乱丁の場合は，お取替えいたします。
ISBN 978-4-8407-5092-9